温病临证破解

（第二版）

谢 路 著

中国中医药出版社

·北 京·

图书在版编目（CIP）数据

温病临证破解 / 谢路著 .–2 版 .—北京：中国中医药
出版社，2015.10
　ISBN 978-7-5132-2440-6

　Ⅰ .①温… 　Ⅱ .①谢… 　Ⅲ .①温病—研究 　Ⅳ .① R254.2

中国版本图书馆 CIP 数据核字（2015）第 058100 号

中 国 中 医 药 出 版 社 出 版
北京市朝阳区北三环东路 28 号易亨大厦 16 层
邮政编码　100013
传真　010 64405750
三河市双峰印刷装订有限公司印刷
各地新华书店经销
*
开本 880×1230　1/32　印张 9.25　字数 202 千字
2015 年 10 月第 2 版　2015 年 10 月第 1 次印刷
书号　ISBN 978-7-5132-2440-6
*
定价 29.00 元
网址　www.cptcm.com

再版者言

　　谢路老师熟读中医典籍并勤于临床，曾师从著名温病学家赵绍琴先生研习温病，随侍跟诊近十载，深得赵老心法传承。早年著《温病阐微》，阐幽发奥，洞揭温病经典微言大义；开示神髓，和盘托出温病治疗心要。此《温病临证破解》，为谢路老师在《温病阐微》基础上，丰富完善以数十年来用温病方法治疗内、外、妇、儿科常见病、多发病，尤其是危急重症、疑难杂症等方面取得显著疗效的临证心得，做出的对临床极具指导意义的心血结晶。自2012年出版以来，得到了同行的肯定，也提出了很多宝贵的意见。此次再版，谢路老师生前又对部分内容进行了修订。

　　此书再版，衷心感谢傅景华教授、邱浩先生精心校对，感谢出版社的大力协助，以及编辑们的辛勤付出。

学生：厉珋

2015年8月

李 序

近代以来，医界多将《黄帝内经》《伤寒论》《金匮要略》与温病学（主要是叶天士的《外感温热篇》和吴鞠通的《温病条辨》）列为中医"四大经典"。所以，中医外感病的辨证论治，自当以《伤寒论》与温病学为其代表。而且伤寒奠其基，温病绪其余。其实，《伤寒论》就是"伤邪论"。它所讨论的是广义的伤寒，而广义的伤寒亦即所有的外感病。《内经》谓："今夫热病者，皆伤寒之类也。"《难经》谓："伤寒有五，有中风，有伤寒，有湿温，有热病，有温病。"究其意，皆与《伤寒论》理一以贯之。而温病学与之相比，则着重讨论了温热与湿热两类外感病。不过，《伤寒论》以六经辨证为纲领，以气血阴阳的消长变化为立论之理；温病学以卫气营血辨证与三焦辨证为纲领，同样以气血阴阳的消长变化为立论之理。因此，叶天士在《外感温热篇》一开始便说："辨营卫气血，虽与伤寒同，若论治法，则与伤寒大异也。"窃以为，叶氏的"同"，是就二者的立论之理而言的；叶氏的"异"，不独指二者的差异，理解为温病学治疗方法之异彩纷呈，似乎更为合理。《伤寒论》在太阳病中讨论狭义伤寒与中风较多，温病学则在卫分证中讨论风温、湿温初起时的诊治为多。而《伤寒论》对于阳明病腑实证之后，因邪热进一步消烁营血，乃至耗竭真阴情况下的治疗，仅泥于大承气汤一方急下存阴，常不免令人产生捉襟见肘、孤注一掷之憾。比较之下，温病学在气分证之后的营分、血分证的治疗上，从玉女煎、化斑汤、清营汤、犀角（水牛角代）地黄汤，以及一路下来的"三宝""三甲复脉""大小定风"等，确实给人以理法方药丝丝入扣、异彩纷呈之感。从"伤寒奠其基"中，令人看到了自《内经》以降中医理论体系的同一性；从"温病绪其余"中，令人看到了自《内经》以来中医临床诊疗体系的完善与发展。

时至 20 世纪 70 年代，随着社会经济基础与文明程度的提升，人们的物质生活与卫生习惯也发生了许多新的变化。与此同时，外感病的发病率逐渐降低，而内伤杂病的发病率却直线上升。尤其是迫于生活、工作压力和人口老龄化的趋势，人群中因气郁、血郁、痰郁、火郁、湿郁、食郁而导致的常见病、多发病、疑难病、老年病，令整个社会惊骇不已，防不胜防，治乏良方。当此之时，人们不能忽视《金匮要略》关于"若五脏元真通畅，人即安和"之旨，更不能忽视温病学关于湿郁、热郁、湿阻热郁的治疗。欣读谢路先生《温病临证破解》书稿，从中受益良多。先生不仅从理论与临床两方面讲述了诸多独到的认识与体会，而且就湿郁、热郁、湿阻热郁的理论与临床问题进行了深入的讨论与发挥。特别是先生将温病学中湿郁、热郁、湿阻热郁的理论与治疗方法，运用到当今许多内伤杂病的诊治之中，诚可谓

《温病临证破解》的一大亮点。

　　谢路先生酷爱人文，涉猎数理。1978 年，他考入北京中医学院研究生，师从著名温病学家赵绍琴教授，为中医教育史上首批温病学硕士。先生天资聪敏，善于思考，刚毅正直，不慕虚荣，平日于事于学，恒以求义求诚自律。任职于母校温病教研室，长期师事于老师之侧。常应国内学术部门之邀，陪同老师外出讲学。或先生开讲于前，老师总括于后；或老师专题演讲，先生现场答疑。如此相扶相倚，心照神会，计二十余年。师母吴静芳大夫谈到他们师生二人的情谊时说：是师生关系，更是忘年益友。身居斯时斯世，每每闻此佳话，心中羡慕与敬仰之意油然而生。《温病临证破解》的出版，是先生长期以来学术研究与临床实践的结晶，也是先生与老师教学与共、耳濡目染的见证。这对于研究赵绍琴教授晚年学术思想的脉络，以及临床中遣方用药的轨迹，都具有特殊的学术价值。谨以此序。

李致重
2012 年 4 月 28 日于北京

傅　序

中华医道，生生之道。通贯空时，囊括无有，经纬天人，包罗万象。时生气和，机发化变，形器基物，尽在其中。医者意也，意者神显。静知动悟，静悟动隐，静隐动虚，静虚动神。悟通大道，隐引无有，虚合空时，神明自在。大道、至德、隐术、明理，上智、睿思、微学、末技。大道非学非说，大道无家无派。道可以包容学，学不可替代道。

西方科学否定之否定，中华道统肯定之肯定。西方科学革命而创新，中华道统传承而发展。《伤寒论》传承《内经》道统，金元诸子传承仲景术理，明清医工传承金元智思。刘完素重火热，吴有性论温疫。传戴天章，乃至余霖，善用石膏，清瘟败毒。叶桂论温热，薛雪辨湿热。吴鞠通条辨温病，开三焦升降时势。王孟英经纬温热，合暑湿火而发之！

甲骨文寒字：外下统符，示统摄收藏；内四相与符，示各类相与；中隐归符，示隐归潜伏。共示统藏与隐，寓一切潜藏气象。与藏动抑，万类潜伏。寒乃脏气，冷为末义。伤寒乃脏气失和，非仅感"寒冷空气"。故《素问》谓："藏于精者，春不病温。""冬伤于寒，春必温病。"

风热火湿燥寒，空时动变之序。"气候异常"，仅其末也。春生夏长秋收冬藏，春温夏热秋凉冬寒。得和正，失和邪。从之生，伤之病。寒温异邪，皆属病机。风伤卫，寒伤营，湿伤阳，燥伤阴……河间清热，丹溪滋阴，从正攻邪，东垣补中，薛己温肾，秦林理肝……随机应变，殊途同归，方药纷呈，理法昭明，其道一也。

中医病机，不在定位、定性、定量，而在求因、求属、求势。属有脏腑、经络、气血，势有局势、趋势、时势。局势有虚实、寒热、燥湿；趋势有表里、上下、开合；时势有卫气营血、温病三焦、伤寒六病，乃合于表里出入、上下升降、开合聚散。出入失和，依卫气营血散解之；升降失序，从三焦上下分消之；开合失司，随六病阳阴平调之。要在审察病机，调动生机；神气一转，其邪乃散！

谢路同年，聪识颖悟，师从赵老，颇得真传。温病临证数十载，经验心得百千计。今修订《温病临证破解》，其理法兼备，方药齐臻。卫气营血之分辨，湿热郁阻之发挥，皆能条分缕析，恰中肯綮。汗不可过，清气勿早，切记透热转气，直须凉血散血之论；以及开上、畅中、渗下之治，均为难得体会，独到心传。值此医药同畸，西邪共化之际，堪为橘井仙株，杏林奇树。

复兴中道，寄望读者。谨草"医源"，诗以期之。

　　　甲骨真文启素灵，

　　　伤寒温热共传承。

　　　张刘李朱兴金元，

　　　叶吴薛王继明清。

　　　空时动变现天地，

　　　神气圜转通反正。

　　　千秋道统凭谁御？

　　　万世德宗待后生！

　　　　　　　　　　　　　　　傅景华

　　　　　　　　　　　　　　于乙未晦朔

自　序

本书是由《温病阐微》再版而成。在原书基础上增加了一些临床病案和赵绍琴教授的经验，为的是使其更接近临证。

自汉代以来，因寒温不分，均以伤寒之法治疗温病，因之错治误治者屡见不鲜，终未引起后者注意，实可痛矣！

明清以来，叶薛吴王，诸家蜂起，对温病之论述尤为精细，其温病学之理论体系已趋完善，用于临证，屡起沉疴，为世人无异而乐于接受，因之流传开来，自成一家新的学说。

但近代一些中医学者又提出"寒温统一"，并把卫气营血与三焦证强归于六经辨证条目下，一些对温病并不了解者也随之附和，说"温病就是伤寒阳明证！"由此给理论造成混乱，影响温病研究及理论与临证水平提高。

温病学说理论体系十分完整，局外人认为"散乱无章"，这是不了解的结果。而一些从事中医的"专家"亦认为就是"伤寒"，就十分令人痛惜了。

笔者长期从事温病教学与临证，对温病学曾逐字研读与思考，并验之临证，证明其规律的正确、可信，并提供有志于从事温病学理论与临床研究者参考。

温病的辨证方法即卫气营血与三焦辨证，不仅可用于温病，也可用于各科杂病，因其直接方便，较其他辨证方法的疗效迅速。笔者举例罗列的部分病例只是抛砖引玉，其深奥处待更多温病爱好者去挖掘、研究、体会。

期待温病学说有进一步的提高与发展，以造福于人类健康。

谢路

2012 年春月

原《温病阐微》序

在温病教学与临床中，一些关键性的问题，前人论述言简语略，后人也多避而不注，因之有些概念不确，争议犹存；有的则被忽视，直接影响温病学术和临床水平的提高。

为了探讨上述问题，曾考究古籍，问道今贤，切磋于同人，验之于临证。历数载，略有所悟，遂即撮录，渐已成章。合而阐温病之理，分以述细微之处，力求切合临证实际，以供学习和研究温病理论与临床者参考。

作者经验与水平有限，纰缪与不完善之处，恳请指正。

谢路

1987 年夏于京郊

目 录

第一章　什么是温病

温病，是指感受温邪引起的外感急性热病的总称。

外感病包括温病与伤寒。伤寒是指感受风寒之邪引起的外感急性热病，而温病则是指由感受温邪引起的外感急性热病。温病与伤寒因其感受邪气不同，故发病季节、临床表现、传变规律、治疗方法等均不相同。温邪，又可分为温热和湿热两种性质。

不同季节产生不同温邪。春天，温暖而多风，若温风过暖，则产生风热邪气，感之为风温；夏天炎热，易产生暑热邪气，感之为暑温；秋天，天气干燥，早秋近夏，气候特点是热而燥，易产生燥热邪气，感之为秋燥（温燥）；晚秋近冬，天气渐凉而干燥，易产生燥凉邪气，感之为凉燥，凉燥近乎伤寒；冬季寒冷多风，易产生风寒邪气，感之多为伤寒；若冬日应寒而反温，亦产生风热之邪，感之为冬温；夏秋之交，所谓长夏季节，天气较热而多雨，易产生湿热邪气，感之多为温热夹湿或湿温。

风温、春温、冬温、暑温、湿温、秋燥（温燥）等统称为温病，另有伏暑、温毒等。其中包括西医所称的多种急性传染病，如乙脑、流脑、伤寒、流行性出血热、钩端螺旋体病；以及某些感染性疾病，如大叶性肺炎、支气管肺炎、败血症等。近年，有人将急性泌尿系感染、急性肠道感染等虽无明显传染性，但因其具有温病的特点而归入温病范畴；少数既非传染，也非感染性疾病，如中暑、夏季热、某些急性白血病、亚急性败血症等，因其具有温病的某些特点也归入温病。

温病的另一特点是以发热为主要临床见证，其传变是按卫气营血和三焦规律传变。

不同温病在不同阶段都有不同程度的发热和伤阴。卫分证发热微恶寒，因伤阴不重而仅见口干、口微渴；气分证壮热口大渴而不恶寒；营分证身热夜甚，口不甚渴或不渴；血分证则正虚发热、口渴均不明显，但以动血为主证，主要见吐血、衄血、便血之症，其已伤血分之阴当属重证。

温病因邪气有温热与湿热之分，所以温病又有温热与湿热之别。如风温、春温、冬温、暑温、秋燥属温热性温病，湿温、伏暑属湿热性温病。

温热性温病以伤阴为主，其伤阴程度不同，有卫、气、营、血之变；湿热性温病以湿邪阻滞气机多见，且湿为水之类，有流下的特点，所以湿热病多按三焦规律传变。

不论何种温病，都有其共同的传变规律与治疗方法。临证只要掌握卫气营血与三焦辨证规律与方法，就可处理各种温病的临床问题，这在以后章节中将具体论述。

第二章　卫分证

卫分证为温病初起，邪在肺卫。因"肺主气属卫"（《外感温热篇》），外合皮毛、开窍于鼻，所以卫分证涉及整个肺系，包括口、鼻、皮毛、肺经、肺脏。

卫分证是以肺为中心的病变，主要表现为肺的宣发肃降及卫外功能的失常。其病轻邪浅，多不为理论和临床所重视，因之失治、误治或治疗不当而使发热不退或邪热内陷者极为多见。因此，必须对卫分证的本质、发病和辨证论治规律进行深入研究，以提高温病理论和临证水平。

一、卫分证的本质

外感急性热病包括伤寒与温病，古谓"外感不外六淫，民病当分四气"。六淫之邪随四时温凉寒热变化为病，因而其外感急性热病则有较为明显的季节性。

六淫之邪原有寒温之分，阴阳之别，侵入途径不同。但自古致病皆谓伤寒，所谓"今夫热病者，皆伤寒之类也"（《素问·热论》），而寒温莫辨，初起都称"表证"，均以伤寒之法治之，因之误治者屡见不鲜。

吴又可《温疫论》中首先提出感触疠气，"邪从口鼻而入"是对传统六淫致病皆由表及里的挑战。叶天士《温热论》进一步提出"温邪上受，首先犯肺，逆传心包"，是对《伤寒论》理论和临床的重大突破，让人耳目一新。吴鞠通《温病条辨》云："凡温病者，始于上焦，在手太阴。"指出了温病初起，邪在手太阴肺。又因"肺主气属卫，心主血属营"而由肺心影响到卫气营血，并非六经传变。这与邪气的性质、侵入的途径，以及所影响的脏腑经络不同有关。

人生活在自然界中，人之"九窍、五脏、十二节皆通乎天气"，"一呼一吸，与阴阳运气互相流贯"，所以不论温邪、寒邪都可既从皮毛而入，又从口鼻而入。但寒邪犯人以皮毛为主，温邪犯人则以口鼻而入为主。

寒为阴邪，其性收引凝涩而下趋，虽可从口鼻吸入，但其因甚微。寒邪主要是伤人阳气，而足太阳膀胱经脉从头到足，主一身之表，太阳为诸阳主气。寒邪伤阳，则首先伤主表的太阳之气而为伤寒太阳病。阳气受伤则恶寒，伤寒太阳病恶寒轻重常是阳气受伤程度的标志。寒邪伤太阳之气，使卫阳之气失去正常的卫外功能，可分为直接损伤卫阳之气与郁遏卫阳之气。寒邪外袭阳气被郁，郁而发热，其发热当在寒邪损伤卫阳之后，所以伤寒太阳病发热虽有迟早之别，但必在恶寒之后。《伤寒论》中有"太阳病，或已发热，或未发热，必恶寒"，是寒邪从皮毛而入，首伤人体阳气的见症。

外袭于体表的寒邪，可用辛温发汗法驱其外解。若不得外解，可有下述变化趋势：①通过皮毛而入肺，影响肺之宣降而见咳喘之证。如伤寒麻黄汤证之恶风（即恶寒），无汗而喘，无汗为表闭，"表闭无汗，影响肺气的宣发故作喘"，"无汗是造成喘的原因"（《伤寒论诠解》）。无汗为什么"是造成喘的原因"呢？因在麻黄汤证中，尚有"恶寒"，说明卫阳之气无力达邪外出，外来之寒邪必内逼深入。因"肺主气，外合皮毛"，寒邪便由皮毛而入肺，直接闭郁肺气而喘作，而卫阳之气被郁，亦反过来影响肺气的宣降，为间接郁肺而作喘。无汗不一定皆喘，而肺闭不宣必作喘。一旦表闭开，肺得宣肃，肺气下降，则喘咳立止。②郁久化热入里。此有一个由寒化热入里的过程，为表闭阳郁所致，即叶天士所谓"伤寒之邪留恋在表，然后化热入里"（《外感温热篇》）。寒邪一旦化热，则由表寒证而变为里热证，已入里之邪入肺可成肺热咳喘，入胃即是阳明病。

从口鼻吸入的寒邪，少而轻。经咽喉而分别入于肺、胃。一到肺、胃，寒性大减，在发病中不起明显作用，常为人们所忽略。

温邪属阳，蒸腾而上，有上趋之势。口鼻均为清窍而居于上，因之上趋之邪最易从口鼻而吸入，其以风热邪伤肺卫最为典型。"风为天之阳气，温乃化热之邪"，两阳相熏，蒸腾上达，由口鼻而受，径入于肺。所以说："肺位最高，邪必先伤。"（《临证指南医案》）

由鼻吸入的温邪，首先入肺；从口而入的温邪，则入于胃。阳明为本，邪气虽入，但正气充盛，抗邪有力，其入胃之邪很少引起胃之功能失常而发病。

除口鼻外，人之周身、皮毛、四肢无不与外邪接触，虽都有不同程度的受邪，但较之口鼻所受之邪轻而少，伤阴甚微，在发病中多不起明显作用，也常为人们所忽略。

由上所述，温邪犯人，以口鼻吸入为主，邪气入肺，则必然影响肺之宣降而为卫分证。其主要见症为：发热微恶风寒，头痛，咳嗽，无汗或少汗，口微渴，咽红或咽痛，舌边尖红，苔薄白，脉浮数。以发热微恶风寒，咳嗽，口微渴，无汗或少汗，苔薄白，脉浮数为主证。

卫阳之气是靠肺的宣发而抵达体表，起"温分肉、肥腠理、司开合"之作用的，所谓"上焦开发，宣五谷味，充身、熏肤、泽毛，若雾露之溉"（《灵枢·决气》）。肺位高，脏娇，受邪则郁。由口鼻吸入之温邪，入肺则闭郁肺气，致肺之宣降失常，卫阳之气不能顺利抵达体表，使体表卫阳之气减弱，而出现因肺郁引起的"微恶寒"见症。卫分证中"发热微恶寒"，其发热为邪热郁肺，郁而发热。其他见症均与邪热郁肺有关。

卫分证之微恶寒：原因有二：①肺受邪致郁而宣降失常，影响卫阳之气的宣布，而使卫外功能减弱（此为主），因其不是邪直接所伤，而是卫气布局失常，所以恶寒不重；②温邪属阳，以伤阴为主，伤阳甚微（或不伤阳，虽从皮毛而入，但很少伤卫阳之气）。若对卫阳稍有所伤，则亦可致微恶寒。所以温病卫分证之恶寒主要是由肺气郁闭所致体表卫阳之气减弱引起的，与伤寒主要是寒邪直伤卫阳之气所致不同，恶寒轻而称之微恶寒。

头痛：为肺部热壅，邪热不能宣散，郁而上蒸，致经脉壅塞，气血运行受阻所致。其特点是晕胀而痛，与风寒所致紧束而痛、风湿所致沉重而痛不同，临证要严格鉴别。

咳嗽：应为卫分必有之证，温邪犯肺，肺受邪致郁，宣降不行，咳喘必作。陈平伯说："风温为病，春月与冬季居多，或恶风或不恶风，必身热咳嗽烦渴。"由于肺郁程度不同，故咳嗽也有轻重之别。

无汗或少汗：由于肺气郁，宣降失常而影响到卫外功能，使其开合失常，郁重则无汗，卫气郁闭轻则少汗。

口微渴：温病初起，伤阴不重。若仅微伤肺津，虽可见微渴之证，但卫分之口微渴多是肺气郁闭，宣降不行，水津失布所致，常表现为口干、口微渴。若见烦渴，即表示热伤阴较重，已不属卫分而入气分了。

舌边尖红，苔薄白：舌边尖候肺卫之邪，温为阳邪，郁于肺卫，外现于舌边尖。苔薄白，示病之轻浅，温邪伤阴，舌苔薄白而略干；若苔白而较厚，则为兼湿与食滞。

脉浮数：浮为邪浅，数则为热。

咽红或咽痛：咽喉为肺胃之门户，为邪气必经之路。由口鼻所受之邪，内入于肺胃，风热之邪郁于肺，气机不宣，邪热上壅咽喉，可致红肿疼痛，咽痛为邪已达气分。

卫分证的所有见症都与邪袭于肺，致肺气膹郁、宣降失常相关，其本质是肺经郁热证。邪气在肺，并非在表，与伤寒邪气紧束于表迥然不同。有时把风温卫分证说成表证，但只能理解为邪气轻浅，对气、营、血之深重而言，或可理解为按八纲分类对气营血之里而言，不可理解为邪气实际在表。

卫分证属肺经郁热证，为临床实践所验证。所以叶天士指出："风温入肺，肺不主降，形寒内热，乃膹郁之象。"吴鞠通《温病条辨》中也说："温邪由口鼻而入，自上而下，鼻气通肺，始于太阴，故首遏太阴经中阴气。"

卫分证，邪郁于肺，由肺及卫，与伤寒邪郁于表，可由表及肺不同。

卫分证的治疗重在开宣肺卫，以达邪外出。

肺之宣降包括宣发与肃降，二者相互影响。其不宣则不降，不降则不宣；宣之可降，降之能宣。因之治疗手太阴肺病，当宣降并举，以恢复肺的正常生理功能，为达邪外出的主要途径，也是卫分证治疗的根本立足点。

二、卫分证的治疗规律与用药特点

卫分证为肺经郁热，属火郁证。"火郁发之"与"火热清之"治法不同。

什么是发呢？发，就是宣郁清热。王冰说："发……令其疏散也。"张景岳指出："发，发越也，故当因势而解。散之、升之、扬之，如开其窗，如揭其被，皆谓发。"宣郁，就是开发火郁，去除郁闭、阻滞以宣展气机，令郁热外达。郁热证为火郁之轻证，其热虽未化火灼阴，但内闭不出，郁不开热也清之不去，若徒用苦寒，更加凝涩气机，郁闭加重，而致郁热化火灼阴或冰伏难解，致发热不退。

卫分证中，邪闭于肺卫，开郁热外达之路重在恢复肺的宣降功能，而应乎肺的生理特点，以达邪外出。

肺脏高而清肃，主气司呼吸，降以通调水道，宣而布散津液，直接影响全身的气机升降出入。因"凡脏腑之气，皆由肺之所宣"（陈修园），所以"肺气清肃，周身之气莫不服从而顺行，肺气壅滞，则周身之气易致横逆而犯上"（《医门法律》）。卫分证治中的宣郁，实为宣肺郁，其选药组方必须遵循下列原则：

质轻、性凉、味薄，具有宣泄作用，以达上焦至高之位。肺位高，脏娇，药不可过重、过凉、过苦。重则过病所，寒凉过甚，则气涩而不流且不在肺卫；苦多燥而津涸，均不利于邪气外达。药皆取花、叶、梗之类，如银花、连翘、桑叶、菊花、前胡、杏仁、桔梗、薄荷、蝉衣、牛蒡子、芦根等。

药之轻清，是为了直达上焦，轻扬走上，所谓"上者，上之也"，轻宣气机，开郁达邪（《外感温热篇》），亦即"治上焦如羽，非轻不举"之意。吴鞠通《温病条辨》上焦篇列辛凉轻剂、平剂桑菊饮、银翘散，作用均是宣散肺卫郁热，以达邪外出，因之突出了"轻清"宣肺开郁散热，达邪外出的特点。

散者，具有疏散郁热之滞，达邪外出的作用。吴鞠通在银翘散方论中说："其方之妙，预护其阴，纯然清肃上焦，不犯中下，无开门揖盗之弊，有轻以去实之能。"除用药皆取轻清透邪之味外，并在煎服法中还叮嘱道："鲜芦根汤煎，香气大出即取服，勿过煎，肺药取轻清，过煎则味厚入中焦矣。"过煎味厚下沉趋于中焦，药过病所，则达不到治上的目的，此亦提示药重则引邪深入，临证应重视。

饮，即微煎似清水之意。桑菊饮专以清宣肺中郁热。微煎味薄气轻，直走上焦而达肺，以清宣肺热。所以王晋三说："饮，清水也。"实为味薄似清水，而不致走中下焦。对此，陈修园进一步指出，饮剂"微煎数沸，不令诸药尽出重浊之味，俾轻清走于阳分以散风，重浊走于阴分以降浊"。

卫分证属上焦温病，用药宜质轻、量少、味薄、性凉而具有宣透作用，且不可久煎。在药物配伍中，宜在大队轻清透邪药物中，加入少量辛温之味（或辛凉），辛可开郁，辛温量轻，仅取辛之味，断无温燥伤阴之弊，在大队寒凉药物（其虽有透邪作用，但毕竟为凉性）中，加入少量辛温之味，还可避免因药物一派寒凉凝涩气机而不利于祛邪。但不可过辛，过辛开泄太甚，则汗多伤阴；微苦微凉，不可过于苦寒，过于苦寒则降之太甚，还会引邪深入，直奔大肠，出现肺卫之邪不解并见肠热下利，或寒凉凝涩气机，肺卫郁闭不开，邪热增重，或闭于肺而喘咳因作，或内迫深入营血，而为耗血动血之变，皆与辛凉轻清治肺卫之法相背。

肺"受脏腑上朝之清气，禀清肃之体，性主乎降"（《临证指南医案》），肺降则宣。但"又为娇脏，不耐邪侵，凡六淫之气，一有所著，即能致病，其性恶寒、恶热、恶燥、恶湿，最畏火、风。邪著则失其清肃降令，遂痹塞不通爽矣"（《临证指南医案》）。所以宣清肺卫，用药也必须考虑肺的特性，达到祛邪而不伤正的目的，即选微辛、微苦、微凉之味。因肺"微苦则降，辛凉则平"（《温病条辨》），应乎肺之生理特点，恢复肺的正常生理功能，既不能太过，亦不能不及，用药规范而工整，以达到宣郁清透肺热而不伤正的目的。

三、如何恢复肺之宣降功能

《温病条辨》上焦篇共五十八条、四十余方，体现了吴氏治疗上焦温病以肺为中心，通过开宣肺气，恢复肺的宣降功能以驱邪外出的治疗思想。即使手太阴经病传至手少阴心经、手厥阴心包经、足太阴脾经与足阳明胃经者，也应注意开宣肺气，使已入气、营分之热能尽快外透而解。所谓治上焦莫如治肺，"盖肺主一身之气"，气化则湿化、热散，邪得外达。恢复肺的宣降功能在卫分证治疗中更具有特殊意义。

一般来说，为了恢复肺之宣降功能，具体运用上应从下述三个方面入手：

1. 祛邪

此是选药组方的重点。祛邪主要是清透肺卫郁热，以复肺之宣降。肺卫功能失常，为热邪郁于肺卫所致，邪去则肺卫宣降自可恢复。如卫分证中用银翘散、桑菊饮均以祛邪药为主。银翘散以荆芥、淡豆豉之辛温与薄荷之辛凉并用，取辛以开肺卫之郁，而畅邪热外达之路，并以银花、连翘、竹叶之轻清以清透郁热，使邪去而肺卫宣降功能自复。桑菊饮选薄荷辛凉以开郁，桑叶、菊花、连翘以清透肺中郁热，而复肺之宣降，亦是以祛邪为目的的。

风热兼湿阻滞于上焦，或湿温初起邪在上焦，致肺气郁闭者，选微辛微温芳香之品以宣化湿热之邪而复肺之宣降。如藿朴夏苓汤，以藿香微辛微温芳香宣化湿邪，还可用苏叶、佩兰、白芷、香薷、淡豆豉、大豆卷等。但不可误用寒凉，以免影响肺之宣降，闭塞气机而助湿。

若燥热之邪伤肺，致肺气不宣者，以甘寒之味生津润燥祛邪，而助肺气之宣降。如桑杏汤之用沙参、梨皮之类。

2. 直接宣降肺气

肺气宣发，可使三焦通调，津液得以敷布，而使湿散热透，有间接祛邪的作用。具体运用上，是选一些具有宣降作用的药物帮助或迫使肺气宣降，如前胡、杏仁、桔梗、枇杷叶，旋覆花等。银翘散以桔梗、甘草开宣肺气而利咽喉，并以牛蒡子宣肺祛痰，以助肺之宣降；桑菊饮除以桔梗、甘草开宣肺气外，又以杏仁之苦降而助宣降功能的恢复。

湿温初起，湿热郁阻上焦，邪遏卫气，弥漫上下，吴鞠通主张"长夏深秋冬月同法，三仁汤主之"。即以三仁汤宣畅三焦，使湿从小便而去，湿去则热清。虽曰宣畅三焦，因邪偏在上焦，故重在治肺。方中重用杏仁苦降肺气，肺降则宣，恢复肺之宣降功能以通调水道。"杏仁疏利开通，破壅降逆，善丁开痹而止喘，消肿而润燥，调理气分之郁，无以易此"（《长沙药解》）。因"杏仁能散能降"（《本草纲目》），吴鞠通称之为"利肺"之药，凡病在上焦而有"咳逆"者，吴氏皆加杏仁以宣降肺气。

燥邪伤肺，故在治疗风热伤肺方中加甘寒之味以润燥助肺，在直接宣降肺气中又是必不可少的。

3. 疏通脏腑关系

疏通与肺相关的脏腑间的表里、上下关系，以助肺之宣降功能的恢复。

人体是一个统一的整体，各脏腑在生理上相互制约，病理上相互影响，因此疏通肺与脏腑间的关系，使气机通畅，则有利于肺气宣降。与肺直接相关的脏腑有：大肠、三焦、膀胱。

肺与大肠，二者互为表里关系，大肠为传导之腑，将糟粕排出体外，以通为用。六腑之通降皆靠肺气之宣肃，因肺气肃降对大便有推荡之力，可助大肠传导功能的正常发挥；而大肠的传导功能正常，肺气下降之路畅通，亦有利于肺气的肃降。若肺气不降，可引起大便不通；反之大便不通，腑气下降通路受阻，气上冲亦可引起肺气不降而喘促不宁，吴氏宣白承气汤即是肺与大肠同治之法。《临证指南医案》中列有"温邪化热，肺痹喘急，消渴胸满，便溺不爽，肺与大肠见症"，即为二者相互影响的见症。

外感病中，若肺卫郁闭，发热不退，又见大便不通者，应速加通腑泄热之品，大便得通，肺气立降，辛凉之味方能发挥透热作用。此为治疗发热不退诸症时必须参考的。

病案举例

案一 李某，男，9岁，1983年3月12日诊

肺气郁闭兼大便不通

其母代述：感冒发热已五日，曾服小儿退烧片、复方新诺明、银翘解毒丸等，体温仍在 38.5℃~39℃ 之间。舌质红、尖部起刺，苔白腻根厚，脉弦滑细，腹胀、大便四日未行、咳嗽。

辨证：湿滞中阻，腑气不通，肺失宣肃。

治法：辛凉宣肺，通腑泄热。

方药：杏仁 6g，枇杷叶 6g，连翘 6g，半夏 6g，陈皮 3g，僵蚕 6g，蝉衣 3g，片姜黄 3g，生大黄 3g，茅根 20g，芦根 20g。嘱服三剂。

服两剂后大便得通，体温遂降至 36.5℃，后以保和丸调理而安。

按：本案为湿滞阻于胃肠，腑气不降，肺卫郁热无外达之路，则宣之不去，透之不能，故发热不退。用宣降肺气与通腑并用之法，使大便通，肺气宣降，郁热得以外达而热退甚速。因而临床见有发热不退的病人，一定要问及二便。

肺与三焦：三焦是气机升降的道路，人体的"气"是通过三焦的气化功能而运送到周身，分布于五脏六腑的，所以《难经》谓："三焦者，原气之别使也，主通行三气，历五脏六腑。"同时，三焦又为"决渎之官"，是水液运行的道路，具有疏通水道、运行津液的作用。肺的宣降与三焦水气之道的通利直接相关。

肺与膀胱：肺居上焦，是水道之上源；膀胱在下焦，为水之下流。肺之宣发肃降，通调水道，不断地将体内水液输送于膀胱，通过膀胱的气化作用将其排出体外而为尿。若肺气郁闭，上源闭塞，则三焦水道不畅，下流不行，此为上壅下闭之证，可用开肺气的方法以畅三焦而通利小便，此即所谓"启上闸"的"提壶揭盖"之法。反之，下流闭塞，上源必壅滞，而导致肺气不得宣降，此乃下闭上壅之证。急当疏通下源，宣畅水道，以助肺气宣降。

叶天士在《外感温热篇》风温卫分证的治法中提出用"辛凉轻剂""夹湿加芦根滑石之流"以"渗湿于热下"而孤立热邪，避免湿与热合成湿热裹结之证。而吴氏银翘散、桑菊饮为治疗风温卫分证的代表方，二者均不夹湿，为什么皆以"芦根汤煎服"呢？其寓意深远，当引起临证用药深思。芦根甘寒，生津且能渗湿行水，利小便，畅下焦而不伤阴，三焦通畅则有利于肺气宣降。所以说，它能"导肺部热毒下达于肾，从小便排出"（颜正华《中药学》）。因此，卫分证中用芦根：夹湿者，有渗湿作用，以分解湿热之邪，勿令其并合；无湿者，利小便，畅三焦而又不伤阴，以助肺气宣降。

肺痈之证多认为是痰热瘀血结于肺，蕴蓄而成。千金苇茎汤之治肺痈，所用苇茎即芦根。张锡纯《医学衷中参西录》谓千金苇茎汤"释者谓苇用茎不用根者，而愚以为不然，根据水底是其性凉而善升……且其性凉能清肺热，中空能理肺气"，亦主张以芦根代苇茎。千金苇茎汤古称其有清肺化痰，活血排脓之功。方以冬瓜仁"上清肺家蕴热，下通大肠积垢"（颜正华《中药学》）而导肺热从大便去；芦根宣畅下焦利小便，导肺热从小便去，且二者疏通了肺的表里上下关系，使肺之宣降功能得以恢复，其"痰热瘀血"或宣散而去，或从二便而出，此即"排脓"之意。

案二　刘某，男，61岁，农民，1985年11月18日诊
肺气郁闭兼三焦不畅
主诉：患慢性气管炎十余年，平日痰多，咳喘时作，遇

感冒则加重。近日感冒，体温 38℃左右，喘咳胸闷，痰多，小便淋漓不畅，尿频而少，入夜尤甚。舌尖红，苔白腻、根部略厚，脉浮取濡软，按之弦细而滑。

辨证：风热上受，与痰湿相结，肺气不宣，三焦不畅。

治法：宣肺化痰，以畅水道。

方药：杏仁 10g，前胡 6g，苏子 10g，苏梗 10g，半夏 10g，旋覆花 10g，白芥子 6g，莱菔子 10g，陈皮 10g，茅根 30g，芦根 30g，乌药 10g。嘱服六剂。

一周后来告，服三剂后，痰见减少，咳喘亦轻，小便通畅，发热已退。

按：本案肺气郁闭兼小便不畅，为水道之上源与下流同病，且二者相互影响，互为因果。但患者素有慢性气管炎，平日即痰多，喘咳时作。复感外邪，外邪最易与痰湿相结，闭阻肺气，而使喘咳痰盛，胸闷发热。通水道，利小便，固然可助肺气宣肃，但外邪与痰热相结则闭阻肺气、堵塞上源却是小便不畅的原因，急当宣肺化痰。宣降肺气以开上源，利小便渗下流，且上下并用，实取提壶揭盖之意。

服药同时忌甜、凉、油腻食物，以保证三焦气机通畅。

总之，对邪在肺卫所引起的外感病，治疗应以恢复肺卫功能为主，重在宣降肺气，其方剂组成应由祛邪、直接宣降肺气、宣通三焦与大小肠、膀胱的药物三部分组成，常可取得满意的疗效。组方时，要特别考虑给邪以出路，即通大便之品，在大便不干时也可少用或不用。遇有阴分不足者，再酌加甘寒之味。

余按上述组方原则，拟定治疗外感风热之邪所致咳嗽日久不愈之宣肃止咳方，并略有加减，屡获良效。即使是慢性气管炎、支气管炎之咳喘者，通过加减变化，对缓解症状也有一定疗效。

方由前胡、杏仁、苏叶、苏梗、桑叶、菊花、蝉衣、钩藤、牛蒡子、芦根组成。其中直接祛邪：桑叶、菊花；助肺宣降：前胡、杏仁、牛蒡子；宣畅三焦水道：芦根。

而苏叶、苏梗、苏子、白芥子、莱菔子等可根据情况选用。

加减：咳嗽咽痒者加全蝎；咳嗽夜重者加当归，并加鱼腥草。

案三　刘某，男，4 岁，1983 年 11 月 10 日诊

肺气郁闭兼高热不退

家长代述：半月前发热咳嗽、鼻塞、咽痛。经用小儿退烧片、板蓝根冲剂，服后体温高达 40℃，前往某医院求治，经用抗生素等高热虽减，但咳嗽不减、低热不除，每日下午体温均在 37.1℃~38℃之间，夜间咳嗽较重，夜卧不安。舌红、尖部起刺，苔薄白，指纹略紫暗。

辨证：风热余邪闭肺，郁热内迫。

治法：宣肺开郁透热。

方药：前胡 3g，杏仁 6g，桑叶 6g，钩藤 6g，淡豆豉 3g，炒山栀 3g，蝉衣 3g，茅根 20g，芦根 20g，牛蒡子 3g，当归 3g。嘱服三剂。

一周后，患者告知上方服两剂后即咳嗽已止，尽剂热退。

按：本案为冬温初起，邪在肺卫，本当微辛微凉微苦，开宣肺卫，以使邪热透达。苦寒及抗菌类药迭进，郁闭气机，高热虽退，但余邪未尽，内迫深入。咳嗽夜重、心烦夜寐不宁，皆余热郁肺，留扰心神，于清宣肺卫止咳方中加栀

子豉汤以宣透胸中郁热，并加当归、白茅根养血凉血，使肺宣郁开热透而愈。邪在卫分，咽不痛者，不可用抗生素及苦寒之味。

案四 董某，女，54岁，1985年4月21日诊

肺失宣降兼胸闷咳嗽

主诉：咳嗽已半年余，先后曾服用过四环素、咳平、川贝枇杷露、养阴清肺丸、蛇胆川贝液等药，咳嗽始终未减。诊时见舌尖红绛，苔薄白而腻，脉象濡软，按之弦细略数，口干饮水不多，胸闷咳嗽，一身酸楚沉重，心烦急躁，夜寐梦多。

辨证：湿阻上焦，肺气失宣。

治法：芳香化湿，宣肺止咳。

方药：苏叶、苏子各10g，杏仁10g，前胡6g，佩兰10g，淡豆豉10g，炒山栀10g，蝉衣6g，钩藤10g，当归6g，芦根30g。嘱服六剂。

六剂后口干、胸闷渐减，身重亦轻，再服十余剂而安。

按：本案因病程较长，误认为肺阴不足致咳，而实为湿阻上焦，肺失宣肃。寒凉滋腻迭进，湿不得宣化，气机不易输转，郁热不能清透，反内迫深入，止咳无济于事。用微辛微温芳香方法，化湿清热以开上焦，上焦湿化，口干、身重渐减，再以宣肺止咳法复肺之宣降，而使咳嗽渐平。

四、卫分证的治疗禁忌

卫分证的治疗用药只宜轻清，选微辛、微苦、微凉之味，轻清直达上焦，宣肺卫开郁达邪，既不能用辛温发汗，亦不可用苦寒、辛寒、甘寒滋腻之品。否则或伤阴动血发为昏厥之

变，或壅遏气机使邪热内闭，成高热不退或低热久留之证，治之更难。此即吴氏"治上焦如羽，非轻不举"之意。

（一）禁用辛温发汗

卫分温病，邪在肺卫，不同于伤寒寒邪在表，只宜辛凉清透，不可辛温发汗。

自汉代以来，温病混称为伤寒，寒温莫辨，皆以伤寒之法治疗温病，妄投辛温发汗解表之剂，伤阴助热，邪未去而热益炽，致变证丛生。重则耗血动血，内闭心包，发为昏厥之变。如《伤寒论》中记述道："太阳病，发热而渴，不恶寒者为温病。若发汗已，身灼热者，名风温。"实际上，"发热、口渴、不恶寒"为温病气分证。又"发汗已"，即使用了辛温发汗之法。由于大汗伤阴，阴伤热更炽，邪热内陷深入，出现了"身灼热"的热伤营阴证，甚则可见神昏、瘛疭等热陷心包，热盛动风证。此即"多眠睡、鼻息必鼾、语言难出"及"剧则如惊痫、时瘛疭"等见症。对温病初起忌用辛温，作了原则性的指示。

吴鞠通在《温病条辨》中对温病忌汗作了反复论述，再三强调："温病忌汗，汗之不惟不解，反生他患……汗为心液，心阳受伤，必有神明内乱，谵语癫狂，内闭外脱……太阴温病不可发汗，发汗汗不出者，必发斑疹，汗出过多者，必神昏谵语。"指出了温病误用发汗法致昏狂的原因所在，"温病最善伤阴，用药又复伤阴，岂非为贼立帜乎"？

张石顽指出："凡治温病、热病，无正发汗之理。"也认识到发汗伤阴，不能用于温病。

雷少逸在《时病论》中说："凡温病皆忌辛温发汗，汗之则狂言脉躁，不可治也。然大热无汗则死；得汗后而反热，脉躁盛者亦死；又有大热，脉反细小，手足逆冷者亦死；或见痉搐昏乱，脉来促结沉代者皆死。"误汗伤阴助热动血，或内闭外脱，造成十分严重的后果，应引起临床的重视。

那么温病卫分证中用辛凉轻剂、平剂，也会微汗出而愈，为什么不会出现"伤阴助热动血"之变呢？辛凉之剂，重在宣郁透邪，正如《广温热论》中所说，其"治法大要……不专在乎发汗，而在乎开其郁闭"。郁开热清，营卫通畅，津液得以敷布，可自然微汗出。所以吴鞠通说："温病亦喜汗解，最忌发汗，只许辛凉解肌，辛温又不可用，妙在导邪外出，俾营卫气血调和，自然得汗。"因其不是"强责其汗"，所以不存在误汗伤阴之变。

临床实践证明，温病初起，辛温燥烈皆不可用。1970 年暑期，余返故里，遇一产后温病患者，女，23 岁，产后感受外邪，发热恶寒，医按产后血虚，投四物汤加肉桂、附子，服十一剂之多，不仅热不退，反壮热无汗，烦躁不寐。此邪热内迫，应责医之误也。

（二）禁用辛寒清气

辛寒如白虎汤之类，为清气达热出表之用，不可用于卫分。

卫分肺卫郁闭，邪热不得外达，有时体温可高达 40℃，但因邪气仍未离卫分，也只能用辛凉宣透之法。若误投辛寒，不仅邪不得外解，反而闭塞气机，因"寒则涩滞不流"，肺卫郁闭不开，不得外达之邪，必内迫深入，成高热不退或低热久留之证。叶天士谓"到气才可清气"，邪在卫分，切勿用清气之品。主张"截断者，实无法截断而扭转"病势之发展。

病案举例

案一　张某，女，4岁，1984年12月16日诊

家长代述：一周前感冒，初起发热微恶寒，咳嗽，体温39℃，医予麻杏石甘汤加味，服后高热已退，但仍咳嗽，午后发热，体温在37.5℃~38℃之间，又予青蒿鳖甲汤加味，不效。诊时见舌红起刺，苔白腻而干，指纹色紫，心烦急躁，夜寐不宁。

辨证：寒凉滋腻遏制气机，邪热内郁，肺气失宣。

治法：宣郁化湿清热，肃肺止咳。

方药：淡豆豉6g，炒山栀3g，前胡3g，杏仁6g，苏叶6g，藿香6g，蝉衣3g，钩藤6g，茅根10g，芦根10g，焦山楂、神曲、麦芽各6g，桑叶6g。嘱服三剂。

服两剂后咳嗽减轻，继服三剂低热亦退。

按：寒凉之品虽能清热，但不能开郁，过凉常使气机郁闭，热邪不得清透。卫分误用寒凉，多凝涩闭邪。滋腻虽能养阴，但多使气机凝滞，热邪内闭。寒凉滋腻，使卫分郁闭更甚，郁久化热，高热虽除，低热久留不退。因邪仍在卫分，故仍选用辛微温芳香宣化法开宣肺气以化湿浊，药用苏叶、藿香，并以杏仁、前胡宣降肺气，蝉衣、桑叶清透肺中郁热，栀子豉汤、茅芦根宣畅三焦以清热化湿。诸药合而成化湿宣郁开肺之剂，使湿祛热清，肺气得以宣肃，故热退咳平。临床绝不可一见高热即投辛寒。

夏日天气酷热，湿浊弥漫，人们又喜食寒凉及瓜果甜腻之品，湿热内蕴于脾胃，若再感受湿热或暑热之邪，则邪从上受，湿自内闭，气机不得输转，邪热最易内郁。初起病在

上焦，仍属轻浅，治疗重在开宣肺气，芳化湿浊，最忌寒凉，误用多致高热不退，皆因寒凝，气机闭塞而邪气无达之路故也。

案二 郭某，女，28 岁，工人，1986 年 6 月 20 日诊

主诉：一周前感受暑热之邪致病，初起发热微恶风寒，胸闷，一身酸沉无力，头晕沉，经某医院中医治疗，辨为暑温，与小柴胡汤加生石膏、大青叶、板蓝根，连服六剂，热势不减，上午体温为 38℃，下午则升至 39℃以上。诊时见舌红苔白腻，脉象浮取濡软，按之弦滑有力，头晕胸闷，一身沉重无力，时有呕恶，烦躁，夜寐不安。

辨证：暑温夹湿，邪在上焦，误用寒凉，闭塞气机，郁热内盛。

治法：开宣肺气，芳化上焦。

方药：苏叶 10g，苏梗 10g，藿香 10g，佩兰 10g，杏仁 10g，草豆蔻 3g，淡豆豉 10g，炒山栀 10g，半夏 10g，木香 10g，茅根 30g，芦根 30g。嘱服四剂，并忌寒凉油腻、甜味和不易消化食物。

复诊：上药服三剂后热已退清，但仍胸闷不饥。此湿化而未尽，热清而未净，脾胃之气未复。除注意饮食外，并以醒脾化湿方法以善其后。

方药：苏叶 10g，苏梗 10g，佩兰 10g，藿香 10g，荷叶 10g，半夏 10g，陈皮 6g，焦山楂、神曲、麦芽各 10g，茅根 30g，芦根 30g。嘱服三剂。

药后则愈。

按：此案初起为暑热夹湿，邪在上焦，弥漫肌肤，本当辛微温芳香宣化力法，升肺气，化湿邪，使湿化热清，微汗出而

愈。辛寒、苦寒杂投，湿为寒凝，郁闭益甚；热为湿阻，郁热更炽。若使湿化郁开，当加重化湿之力，并宣畅三焦气机，冀内闭之热得以外达。药用苏叶、苏梗、藿香、佩兰、草豆蔻化湿开郁，并以杏仁开上，半夏、木香、草豆蔻畅中，茅芦根渗下，配栀子豉汤宣畅三焦水道兼以清热。三剂后，湿开热透，三焦宣畅，湿热从小便而去，复以清化余邪方法而收功。夹湿之证，始应重在化湿，勿令湿与热并，湿去热孤，治之较易，此乃分而治之也。

（三）禁用苦寒清热泄火

卫分之邪，本应从肺卫宣解，苦寒之味如黄连、黄芩、板蓝根、大青叶、龙胆草之类，虽能清热泄火，但无开郁透热之能，且其苦寒直降下行，引邪热急奔大肠，多成肺卫之热不解，又兼肠热下利之证。此证在临床上极为多见，应引起临床医生的充分注意。

病案举例

杨某，男，6岁，1983年7月21日诊

家长代述：十日前因发热呕吐，不思饮食，曾给予黄连上清丸、牛黄解毒丸等药后，热仍不退；又经某医院的红霉素加激素治疗后，体温仍不降，且呕吐、大便稀水。诊时见面红，舌质红，苔白腻，浮罩干黄，舌上红刺满布，指纹色暗，直射气关，腹痛，时欲呕吐。体温39℃。

辨证：湿阻中焦，热迫大肠。

治法：芳香化湿，清热止利。

方药：苏梗10g，藿梗10g，佩兰10g，淡豆豉6g，炒山栀6g，草豆蔻1g，半夏6g，木香3g，黄芩6g，茅根15g，芦根 15g。嘱服三剂。

上药服一剂后,当晚体温反升至 40℃,其家长前来告急,恐其药有误。余嘱其放心继服,两剂后体温下至 38℃,四剂则热退而愈。

按:本案为暑热夹湿误用苦寒,暑湿不化,引邪深入,肠热下迫之证。就临证所见,治疗可采取两种方法:①仍用辛微温芳香宣化方法,开上焦化湿法,断绝肠热之源,上焦湿化热散,肠热亦除。药之轻香走上,较苦寒下行径捷效速,似有"逆流挽舟"之意。②清利肠热与芳化上焦并用。

卫分证误用苦寒,多为气机闭阻于上,邪热急趋于下。若寒凉凝滞重者,其服药的作用首先在于纠正由误治造成的寒凉凝涩,以宣展气机,不在急于清热。药后寒凝郁闭一开,本有外达之机的邪热可立即一涌而外散,犹如蒸笼揭盖,故其体温较原来增高(一般药后增高,第二天即热退)。体温反升,为郁开气通,邪热外达,病即向愈,故可预先告诉病人家属:此有"脉冲"之意,切勿惊慌,勿凉药杂投,以防不测。

(四)禁用甘寒滋腻

甘寒之品,如生地黄、麦冬、玄参之类常常阴凝腻滞,虽可养阴,但凝涩气机,助湿闭邪,卫分证若不兼阴伤者,切勿轻投,以防低热不退。

病案举例

金某,女,11 岁,1981 年 3 月 5 日诊

主诉:因天气突变,未及增衣而感邪致病。初起出现发热恶寒、咳嗽咽痛、胸闷苔腻等症,前医辨为风热(温)兼湿,用银花、连翘、荆芥穗、藿香、杏仁、大青叶、板蓝根、麦

冬、玄参。服后低热不退，一周后邀余诊视。诊时见舌尖红，苔白浮罩略黄，脉弦滑略数，胸闷、身重无力，口干不饮，体温 37.8℃。

辨证：湿热邪在上焦，阻遏于卫气，郁热内闭。

治法：宣气化湿透热。

方药：原方去大青叶、板蓝根、玄参、麦冬，加淡豆豉、炒山栀、半夏、陈皮、茅芦根。服两剂后，热即退净。

按：前医辨为风热（温）兼湿，亦属不错，虑其咽痛，遂加大青叶、板蓝根、麦冬、玄参。但不知风温夹湿，当辛凉宣肺，兼以芳香化湿。而过投苦寒、滋腻之品，使辛凉宣肺，呆滞无力，不仅肺卫不开，反令气机内闭，致成低热久留不退。原方去苦寒及滋腻之品，加化湿宣畅三焦之药，三焦通畅，气机宣展，湿祛热清，邪热仍从肺卫而解。

除此之外，邪在卫分，亦不可用温补、苦寒攻下等法，以防壅滞助热或邪热内陷。

五、卫分兼证的治疗方法

卫分证病轻邪浅，单纯卫分证较少，其兼证最为多见，且情况复杂，临证必须注意分辨，否则多致邪热不退，给治疗造成困难。

兼证中以兼湿、兼食滞及阴虚最为多见，治疗时应在清宣肺卫方中加化湿、消食、养阴之品，以助肺气宣降，而使卫分邪热外达。

（一）兼湿

湿有内湿与外湿之分，卫分证中兼湿者最为多见。夏日天气炎热，空气中湿热弥漫，感邪致病多为暑温夹湿，其邪在上焦，阻于卫气分之间。另有脾胃虚弱之人，水谷不得运化布散，多停于中上焦而为内湿；或喜食寒凉甜腻油重之人也多有湿浊内停。体内蕴湿者，即使在冬春季节感受风热之邪，也易使风热与内湿相合而成温热夹湿之证。

临床除卫分证外，尚有胸闷、头晕沉、一身酸沉无力，舌苔薄白而腻，脉象濡软或弦滑细略数。

治疗当在辛凉宣肺方中加入芳香化湿之品，以开肺气、化湿浊，切勿误投寒凉滋腻之品，药如苏叶、苏梗、藿香、佩兰、白芷、大豆卷等味。注意饮食禁忌，勿食寒凉，以防凝滞气机。

（二）兼食滞

此多见于老人、小孩及产后体弱、脾胃功能较差者，或由于暴饮暴食，或因吃了不易消化的食物易致食滞内停，复感外邪，皆可成温热兼食滞之证。

因食滞壅塞，肺气宣降受阻，津液不得布散，停而为湿，使湿自内生。湿与食滞相互影响，遏阻气机，郁而蕴热，易成食滞与湿热相兼之证。

临床除卫分证外，尚有腹胀、呕恶、恶闻食臭、大便不通或数日不大便而溏滞不爽等症，其舌苔或白或黄，或黄白相兼，但多垢厚而腻，脉象弦滑有力。

治疗宜在当用方中加化湿导滞之品，如苏梗、藿梗、莱菔子、焦山楂、麦芽、神曲、鸡内金、槟榔、保和丸等。注意畅中展气，导郁热积滞外达，不可一派寒凉清热，或妄投苦寒攻下，以防气机内闭或洞泄不止。

病案举例

案一　金某，女，16岁，1986年1月6日诊

主诉：几日前在学校参加运动会时，汗出当风，而感受风热之邪，当晚又过食高粱米粥，夜间即觉发热微恶寒，口干、恶心。两日后热势增高，经街道医院给予安乃近，并肌注青霉素治疗后，高热仍不退、呕吐频频，即去某医院急诊室就诊。检查：精神不振，皮肤无出血点，颈软，心肺（-），咽红，腹软，肝脾不大，体温39℃，血化验白细胞计数39.8×109/L，因暂无床位住院治疗，故给予红霉素、阿尼利定、复方新诺明等药，嘱暂回家观察。

上药服两日后，高热不减，且恶心，呕吐频作，腹痛，胸闷，烦躁，惊恐不安，家人十分惊慌，于1月6日晚8时许邀余诊视。

诊时见高热不退（体温39℃），烦躁不安，呕吐频繁，腹胀疼痛，恶闻食臭，闻之立吐，大便二日未行，口干不多饮水，舌红起刺，苔白腻厚，上罩浮黄苔垢，脉弦滑有力。

辨证：冬温兼滞，郁阻肺胃。

治法：宣郁化滞。

方药：淡豆豉6g，生山栀6g，苏梗6g，藿梗6g，半夏曲10g，陈皮6g，竹茹6g，水红花子10g，花槟榔10g，马尾连10g，焦山楂、神曲、麦芽各10g，保和丸18g（包煎）。嘱服三剂，并禁食生冷油腻食物。

复诊（1月9日）：服一剂后，即下恶臭，大便甚多，腹

胀顿减，身热退净，连服三剂，体温已正常，并于1月9日上午去门诊复查，白细胞计数9.4×10⁹/L。诸症悉减，唯觉疲乏无力，舌红苔少腻。湿滞虽去，脾胃之气未复，嘱节饮食、避风寒，以防再度感邪，并以加味保和丸调理而安。

按：此属风热上受，食滞中阻，气机不畅，肺胃郁热与食滞相结于胃肠，病在卫气分。舌苔白腻，高热无汗，肺卫郁闭未开，口干不欲多饮，舌上罩有浮黄苔垢。虽高热，但尚未化热伤阴，只要腑气一通，高热立退，病仍偏重于卫分而及于气。因此，治疗重在消食化滞，畅中展气，以冀郁热积滞外达而解，并非辛苦寒所能奏放。

案二 张某，女，7岁，满族，北京延庆人，1985年11月27日诊

家长代述：七天前因吃年糕后感受风邪，初起发热、微恶风寒、咳嗽、头痛，村医用庆大霉素治疗后热不退，又加服紫雪散后，体温仍39℃以上。因高热持续不退，于第八日来县医院求治。

入院检查：体温39℃，脉搏120次/分，血压90/60mmHg，发热面容，精神尚可，面部、躯干、四肢可见小片皮疹，压之褪色，背部四肢较少，颌下、腋下、腹股沟浅表淋巴结不大，巩膜无黄染，咽红，扁桃体Ⅱ°，有脓点，两肺呼吸音粗，未闻及湿啰音，心率120次/分，律整，腹软，无压痛及反跳痛，肝不大，脾脏未及，神经系统巴氏征、布氏征均阴性。化验检查：OX₁₉1∶160，GPT正常，TTT正常。白细胞计数6.7×10⁹/L，中性83%，淋巴14%，单核3%。

入院诊断：①斑疹伤寒；②化脓性扁桃体炎；③过敏性皮炎。

治疗经过：入院前七天，体温持续 39℃，经用氯霉素四天后，体温下降至 38.2℃，因血红蛋白下降至 77g/L，遂停氯霉素，后体温又回升至 39℃，改用红霉素，体温仍不降。后因白细胞、嗜酸性细胞不低，肥达反应阴性，而否定斑疹伤寒之诊断，改用中药治疗，曾用辛凉轻清宣解之剂，药如桑皮、佩兰、银花、竹茹，体温 39℃始终不退。高热已 21天，家长要求转北京儿童医院治疗，办完转院手续后，经介绍来诊。

诊时见面色干黄，舌红绛起刺，苔白腻，根部垢厚，脉弦滑细数，精神不振，腹胀，大便干结，时时欲呕。

辨证：卫分凝涩，湿滞中阻，气机不畅，郁热内盛。

治法：化湿导滞，兼散寒凝，宣展气机，导内闭之热外达。

方药：苏叶 6g，苏梗 6g，淡豆豉 6g，生山栀 6g，杏仁 10g，半夏 10g，陈皮 6g，厚朴 6g，槟榔 6g，草豆蔻 2g，大腹皮 10g，白茅根 30g，芦根 30g，焦山楂、神曲、麦芽各 10g。嘱服两剂，并停用其他中西药。

二诊：药后舌苔稍化，大便仍干结不通，体温上午为 38℃，下午复升至 39℃，脉仍弦滑细数，湿滞未化，腑气不通，郁热难以清透。仍用宣畅气机方法，以导湿滞，冀内闭之热外达。

方药：蝉衣 6g，僵蚕 3g，片姜黄 3g，大黄粉 0.5g（冲服），淡豆豉 6g，炒山栀 6g，莱菔子 10g，连翘 6g，焦山楂、神曲、麦芽各 10g。嘱服两剂。

12 月 14 日中午家长来告，上药服一剂，大便通，下黑便甚多，腹胀顿消，体温立降为 36.6℃，尽剂而安。

　　按：本案初起，邪在肺卫，兼夹湿滞内阻，治疗当在卫分证治中加入消食化湿之品。其作用一是为消食化湿，孤立热邪，避免温热与湿滞相合，成湿热裹结之证，治之更难；二是化湿导滞，宣畅三焦气机，即开郁热外达之路，使内闭之热尽快外达而解。因其未按上述方法治疗，过早用紫雪散、庆大霉素、红霉素等均属寒凉。寒凉闭塞气机，使卫分郁闭益甚，而不得外达之邪势必内迫里趋，与胃肠积滞相结，大便干结，阻滞腑气，腑热上蒸，热势有增无减。入院后，虽曾用辛凉清解，但与抗生素之类迭进，亦属寒凉，既无宣郁透邪之力，又无通腑泄热之能，且寒凉使气机涩滞不行。热无外达之机而内闭，虽已二十余日，但高热仍不退。

　　内逼之热伤阴之后，必渐渐深入营血，营热迫血外涌，但卫分郁而不宣，热不外达，血瘀于络脉之中而见斑点外现，舌绛起刺。湿滞内停，与郁热相结，阻于胃肠，腑气不降必见腹胀、呕恶。治疗首当纠正因误用寒凉造成的气机凝涩而开肺卫郁闭，药用苏叶梗、草豆蔻、淡豆豉，散寒凝以开上焦；杏仁、栀子豉汤、茅芦根开肺气，畅三焦以复肺之宣降；半夏、陈皮、厚朴、大腹皮、槟榔、焦三仙辛开苦降，化湿畅中导滞，开湿滞外达之路，使之从大便而去；茅根又可凉血清热，从一切可能途径驱邪外出，故服药后舌苔渐化，热邪有外透之势。

　　但本案高热日久，邪热与胃肠积滞相结，湿滞不去，气机不宣，郁热旋即又起，必须消食化滞，速通腑气，方能抑热邪火势。二诊改用升降散（蝉衣、僵蚕、片姜黄、生大黄），苦寒、辛咸寒并用，升降、宣散诸法同施，以升清降浊，宣散火郁而调人体气机之升降，推荡胃肠积滞下行，其虽非泄下之剂，但其推荡通腑之力有时为人承气汤所望尘莫及；又以连翘、莱菔子、焦三仙消食化滞，栀子豉汤宣畅三焦，导湿热从小便而去。此上下同宣，卫气营血并治，使卫分郁热外透而解，胃肠积热从大便而去，湿热从小便而出，必当中病而效。因前曾用辛开苦降，化湿导滞之法，故中焦略开；此方调升降、畅气机，推腑气即降。故虽只服一煎，即下黑色大便甚多。湿滞一去，腑气顿通，郁热立即外达，体温遂降至36.5℃，病即向愈，尽剂而安，又以调理脾胃方法以善其后；并嘱慎饮食，以防食复。

（三）兼阴虚

此多见于产后、久病体虚或素体阴分不足者。阴虚之体，复感温热之邪，虽邪在卫分用辛凉之剂，但因阴分不足，气机不得输转，亦不能达邪外出。

临床除卫分见症外，又兼见口渴咽干、咳嗽无痰或痰少、心烦、尿少、大便干、舌体干瘦、脉细数等见症。

治疗应在辛凉开宣肺卫方中，加甘寒养阴生津之品，如沙参、麦冬、玉竹、天花粉、西洋参等生津润燥，以利气机输转而达邪外出。

病案举例

畅某，女，34岁，1985年7月20日诊

主诉：素体患肺结核多年，右肺空洞愈合不久。一周前不慎感受暑湿之邪致病。初起发热，一身沉重无力，微恶寒，口干咽痛，体温39.2℃，曾用庆大霉素、退烧片、羚翘解毒丸、复方新诺明等药，不效。

诊时见舌红绛而紫暗，中剥无苔，细细观察，可见舌边有淡薄白苔垢，脉象濡软，按之细数。体温39℃，胸闷腹胀，

一身酸沉无力，口干尿少，夜寐不安。

辨证：暑温夹湿，郁阻上焦。

治法：芳香宣化，辛凉清透。

方药：苏叶 10g，苏梗 10g，佩兰 10g，藿香 10g，连翘 10g，炒山栀 10g，半夏 10g，陈皮 6g，茅根 30g，芦根 30g，芦根 30g，六一散 10g。嘱服两剂。

二诊（7月23日）：药后腹胀已轻，但热势不减，下午体温仍39℃，身倦无力，口干饮水不多，舌红紫暗，中剥无苔，边有淡白薄苔，脉弦细且数。病仍在上焦，肺卫郁热尚未外达，用辛凉宣透方法，希邪得以外解。

方药：苏叶 10g，苏梗 10g，连翘 10g，杏仁 10g，炒山栀 10g，半夏 10g，陈皮 6g，焦三仙各 10g，茅根 30g，芦根 30g。嘱服三剂。

三诊（7月26日）：药后热仍不退，下午体温仍为39℃，且口干欲饮，舌红紫暗，边仍有薄白苔垢，脉弦细且数，考虑再三，忽悟久病体阴不足，虽感暑热兼湿，病在上焦，屡用芳香宣化、辛凉清透之剂，但肺阴不足，宣降不行，无力达邪外出，当加甘寒养阴清热之品，以利肺气，仿加减葳蕤汤之意。

方药：苏叶 10g，苏梗 10g，杏仁 10g，连翘 10g，佩兰 10g，半夏 10g，陈皮 6g，淡豆豉 10g，炒山栀 10g，茅根 30g，芦根 30g，沙参 15g，玉竹 15g。嘱服三剂。

服一剂热退至38℃，三剂后热即退净，体温为36.5℃，并嘱忌辛辣油腻，以调理脾胃方法而安。

按：本案初用辛凉清透、芳香宣化方法，虽可清暑化湿，但肺阴不足，气机不能输转，肺郁不开，宣降功能无以恢复，因之高热始终不退。加甘寒养阴生津之品，肺得宣降，热即外达。此较外感温燥为重，若加西洋参，则获效更捷。

另有卫分证未罢而热邪传入气分者，属卫气同病，舌苔多黄白相兼，并见高热、烦渴，当卫气同治，如银翘散合白虎汤加减。卫分证未罢而热邪内迫深入营血者，属卫营同病，可见疹点外现、舌绛苔白，治当泄卫透营，如银翘散去淡豆豉加生地黄、丹皮、大青叶、玄参治之，也可用升降散加生地黄、丹皮、白茅根。

六、邪在卫分的诊断依据

外感热病，卫气营血各阶段都可见高热，但其有深浅层次之不同，治疗也有先后缓急之别，绝不可一见高热，即投白虎，或苦寒、辛寒杂投。体温虽高达40℃左右，亦不一定就是气分证。因邪在卫分，不加分辨，误投白虎汤、麻杏石甘汤、黄连解毒汤、承气汤或三宝之类致邪热不退、内陷深入者，极为多见。如何诊断一个高热病人，其邪气仍在卫分呢？以下几点可供临证参考。

（一）高热无汗为卫分郁闭的结果

高热，即热势壮盛。高热蒸腾，逼迫津液外泄，当大汗出不止。若卫分郁闭，邪热无外达之路，虽高热但汗不出。经谓："卫者，所以温分肉、肥腠理、司开阖者也。"卫分闭郁，开阖失常，闭而不开，汗无外达之路，邪无外透之机，不开宣肺卫，岂能导邪外出？高热无汗，提示临证要注意开宣肺卫达邪，切勿再令其郁闭。

营分证营阴重伤，作汗无源，也可见高热无汗，但其舌绛无苔，可兹分辨。

（二）咳喘是肺气郁闭的见症

肺位高脏娇，受邪则郁，宣降不行，咳喘因作。

肺宣以布散津液而调营卫，降以畅气机，通调水道而利三焦。肺之宣降失常，津液失布，营卫不调，三焦不畅，气机阻滞，气逆而上，闭郁于肺，咳喘必作。

咳喘尚存，肺之郁闭必在。肺卫郁闭，卫分之邪不得外达而解，此是邪在卫分的又一根据。

气热郁于肺，也可见咳喘气粗，但其必有气分见症：舌红、苔黄、汗出、口渴、脉洪大或弦滑有力，可兹区别。

（三）苔白是邪在卫分的重要标志

外感病中，舌苔由白到黑的变化，是热势逐渐加重的结果。其变化趋势是：白→黄白相兼或白苔罩黄→黄而干→黑而焦。

卫分证病邪轻浅，津液微伤，热势不重，苔多薄白。阴分一伤，苔即薄白而干；兼湿者，苔薄白而腻；有食滞内停者，苔白厚而腻。只要舌苔薄白，则表示邪气尚在卫分无疑，虽高热日久，舌苔仍薄白，邪气还要从卫分而解，一定要注意开宣肺气而达邪，切勿妄投寒凉。日久高热不退，舌苔白腻，郁热常可内逼深入营血，虽有烦躁不寐，或为动血之变而见舌质红绛者，但并非纯营血分证，只要肺卫郁闭得开，舌苔即化，郁热便外透而解，不可按营血分辨治。

（四）脉浮是邪在肺卫的又一指征

温病伤阴，邪气最易深入。卫分证热邪伤阴甚微，病邪轻浅，脉浮而数。浮脉病在浅表，数则为热，发热脉浮者，病在卫分。脉洪大者，则已入气分。脉浮，其实有向外向上之势，表示卫分之邪有外达而解之机。因此，卫分证用药切勿过重，以防药过病所或引邪深入。吴鞠通在银翘散方论中提出，药"勿过煎，香气大出即取服，肺药取轻清，过煎则味厚入中焦矣"，而起不到"治上"的目的。其所谓"治上"，不外乎开宣肺卫，清透郁热，恢复肺本来宣降功能而已。

因此，临证若见高热无汗、咳喘不愈、舌苔尚薄白、脉浮者，不论病之新久，均表示邪气仍在卫分。若白苔浮罩略黄，或黄白相兼，虽说明卫分之邪有内传气分之势，但仍以卫分为主，治疗可以卫气同治，但用药亦不可过于寒凉，以防卫分郁闭，邪气不易外达。

临床千万不可一见体温39℃即认为是气分证而妄投辛凉重剂。

七、银翘散的剂型及疗效分析

银翘散即今银翘解毒片（丸），为感冒初起临证所喜用，但多不得法，难取得预计疗效。

银翘散原载吴鞠通《温病条辨》，吴氏在方后注中说："杵为散，每服六钱，鲜芦根汤煎，香气大出即取服，勿过煎，肺药取轻清，过煎则味厚入中焦矣。""病重者，约二时一服，日三服夜一服；轻者三时一服，日二服，夜一服，病不解者，再作服。"

其散可散，本疏散祛邪之意，疏散在肺卫的风热之邪。轻清，药量轻、质轻、味薄，取其走于阳分以散风，若重浊则走于阴分以降浊与治肺卫无干。李东垣《用药法象》谓："散者疏，去病急用之。"可见是取其疏散郁热之力甚强之意，因散剂内服后易于吸入而发挥其治疗作用。

每服六钱，约合今纯药18g。病重者，二时一服，即四小时服药一次；日三服，夜一服，即一天一夜服药四次，共二十四钱，合今纯药72g。病轻者，三时一服，即六小时服一次，昼夜共服药三次，十八钱，合今纯药54g。散剂只煎一次，气轻味薄力专，直达上焦，疗效甚佳。

今银翘解毒丸，易散而为蜜丸，每服二丸，日二服。丸重三钱，约合9g。据临床观察，疗效大为逊色。分析其原因有二：①上焦卫分温病，治疗意在宣郁清热，以复肺之宣降功能，疏散在肺卫之邪，药用散者，辛开凉泄，轻清举上，质轻味薄力专效速，直达上焦，与卫分证病机相切。易散而为蜜丸，蜜甘缓腻滞，有碍于气机之宣展，不利于郁开热邪外散，若兼湿滞者，则易于助湿留邪。且丸之分蜜丸、水丸，其入胃之后都有一个溶化吸入的过程，较之散剂发挥其治疗作用为慢，古人谓之曰"丸者，缓也"，即是此意。②用量不足，或者说小于治疗量。现行之银翘解毒丸为蜜丸重三钱，除蜜外，纯药只一钱五分，每服二丸，日二服，共四丸，共纯药六钱，合18g，只相当于《温病条辨》原书中列银翘散一次用量。其量小力弱，又有蜜之甘缓，因之起不到清宣肺卫郁热之作用，故疗效较原散剂大为逊色。

若将蜜丸仍改为散剂，以粗末六钱（18g）煎服，合卫分疏散肺卫郁热之意，将可提高临床疗效。方取热服，有利于玄府开泄，肺卫功能之恢复而达邪外出。余临床应用中，常以苏叶6g，薄荷3g开水泡汤送服银翘解毒丸，每次二三丸，日二三次，效果亦佳。苏叶、薄荷辛温、辛凉并用，可增强开郁之力，以减甘缓之性，有利于银翘解毒丸发挥其作用，较单用丸剂效果为好。

另有银翘解毒片的效果也较丸剂为佳，但因用量不足而影响疗效，应引起临床医生的注意。

八、芦根的宣肺功能

银翘散、桑菊饮中皆用芦根，吴鞠通《温病条辨》方后注中指出银翘散用"鲜苇根汤煎"服。后世不少方剂学讲义及温病学教科书中均认为芦根在银翘散、桑菊饮中为"生津止渴"或"清热生津止渴"之用。

银翘散与桑菊饮证中用"芦根生津止渴"，与温病卫分证不切，亦并非吴氏原意。

吴鞠通在论述银翘散的组方原则时说："遵《内经》'风淫于内，治以辛凉，佐以苦甘'……又宗喻嘉言芳香逐秽之说"，是"纯然清肃上焦，不犯中下"；桑菊饮是"辛凉微苦"之方，取其"辛甘化风"之意，是应于"肺为清肃之脏，微苦则降，辛凉则平"的生理特点。明确揭示了两方都是"纯然清肃上焦"，治在肺卫。并在其加减法中告诉人们："渴者加花粉，渴甚者加花粉。"显然，加天花粉以生津止渴，是自《伤寒论》以来一直沿用下来的，可见吴氏于上二方中用芦根并非生津止渴之意。

卫分证病邪轻浅，伤阴甚微，仅有"口干"或"口微渴"的见症，是以肺卫郁闭为主的。肺卫郁闭，肺之宣发肃降功能失常，津液不得正常敷布，亦可致口干或口微渴，对此是不屑一顾的，只要肺之宣降功能恢复，津液得以正常敷布，其症自愈。而且卫分证中也不存在养阴生津止渴的问题，只有明显阴伤而口渴甚时，吴鞠通才加花粉以生津止渴。

银翘散、桑菊饮二方意在清宣肺卫郁热以恢复肺之宣降功能，因而也应从恢复肺之宣降功能上来理解芦根在二方中的作用，此在"恢复肺之宣降功能的途径和方法"中已指出其在于宣畅三焦以利肺气宣降，并非生津止渴之意。

咳喘诸疾多责之于肺，治肺重在恢复肺之宣降，宣降肺气莫忘宣畅三焦水道。因此，治肺病，芦根为必选之药，因其"性凉能清肺热，中空能理肺气"（《医学衷中参西录》），甘寒不伤阴，是取之利尿宣畅三焦，助肺之宣降功能的恢复，并非生津止渴。

九、肺热发疹的治疗

《温病条辨》谓："太阴温病，不可发汗，发汗而汗不出者，必发斑疹……发疹者，银翘散去淡豆豉加细生地黄、丹皮、大青叶、元参主之。"（注：元参，下称玄参）并注之"去淡豆豉，畏其温"，但并未去荆芥。有谓："恐系遗漏，盖荆芥辛温之力更胜于淡豆豉，故亦宜减去。"此为字面理解，不知吴氏深意。

肺热发疹证在临证中多见。其为肺卫郁闭，热邪无外达之机，欲外达而不能之邪势必内迫里趋而波及营分。"营分受热，则血液受劫"，波及营分之热伤及营阴且迫营血外涌，因肺卫郁闭，外涌之热受阻，血瘀于脉络之中为疹。因之疹为卫营同病，若气分热重者，可为气营同病，或卫气营同病。卫分之郁，邪热无外达之路，则郁热内迫致瘀是成疹的原因。因此，陆子贤《六因条辨》谓"疹为太阴风热"，即是由肺影响卫而及营所致。

疹的治疗，叶天士在《外感温热篇》中提出"泄卫透营，两和可也"，吴鞠通《温病条辨》中用银翘散去淡豆豉加生地黄、丹皮、大青叶、玄参治之。若按叶氏之意，此即是"泄卫透营"。"泄卫"，即开宣肺卫，畅营热外达之路，以达到"透营"（即营热外透）的目的，郁开热透则疹退。银翘散去淡豆豉诸药，辛凉轻清，宣泄肺卫郁热以泄卫；玄参、生地黄咸寒、甘寒并用，滋营阴以清营热，丹皮、大青叶清营凉血，合而使卫分郁闭得开，营分之热得以清透，达到治疗目的。而吴氏在组方银翘散时，为什么去淡豆豉而不去荆芥呢？有谓是吴鞠通笔下之误而忘记去了，理由是淡豆豉辛温，恐其伤阴而去之，荆芥更为辛温亦理应去掉。《温病学》（全国中医院校统编教材）谓"临床运用时，若无表郁见症，荆芥亦可去之"，肺热发疹，岂能无卫分之郁？无郁邪热得以外透，何疹之有？此显然为自相矛盾之语。

吴氏忘记去掉荆芥的说法也是站不住脚的。《温病条辨》序中说，吴氏"遍考晋唐以来诸贤议论"，反复推敲琢磨，"进与病谋，退与心谋"，才始有所得，以"研理务精，标志以希古人，虚心而师百氏"的精神，"述先贤之格言，撮生平之心得穷原竟委"，始写出《温病条辨》这一温病学专著。且成书之后，"藏诸笥者久之"，经朋友反复劝说，才决定付梓出版。《温病条辨》是吴氏用毕生精力反复考虑总结、修改后才决定出版的，岂能在处方用药时忘掉了该去之药呢？

我们认为，其所以去淡豆豉而不去荆芥，是完全符合其病机特点，都是通过临床反复验证才决定的。

淡豆豉，辛微温，可入卫气营血四个阶段（将在气分证栀子豉汤中论述）而宣畅气机。在卫分，银翘散中用淡豆豉辛微温，开肺卫之郁而导邪热外透。在营血分，神犀丹中用淡豆豉之意亦是宣通营血分之气机，而使郁热外透。血分证治虽"直须凉血散血"，但凉血之品一派寒凉，为防其寒凉凝涩气机，同时血中也有郁（瘀）滞，故用淡豆豉既能宣畅血分郁（瘀）滞，又能制约因药过于寒凉所致气机不畅。

吴氏在治疗肺热发疹时，用银翘散去淡豆豉的原因有二：①其辛温而入营血，虑其有伤阴助热之弊；②肺热发疹，肺卫郁而热内迫，深入营分，已伤及营阴，淡豆豉辛温再伤营阴（因其能入卫气营血四个阶段），可引邪深入，不利于营热外透。疹的形成，主要是郁在卫分，热在营中。淡豆豉虽有宣卫之力，但又有伤营阴之嫌（营分郁不甚）；且宣卫之力不足，而伤营阴之力明显。权衡之，弊大于利，故云其可引邪深入，弃而不用。生地黄、丹皮虽亦入营血，但其为甘寒、辛寒养阴凉血之品，其养营阴而清营热，不会引邪深入，且可驱营热外达。

荆芥之辛温甚于淡豆豉，为什么不去荆芥呢？因荆芥不同于淡豆豉，其辛温能发散祛风，宣散而走表，可开肺卫之郁而导营热外达。张寿颐说："荆芥，治风热在表在上诸症，能泄肺热而达皮毛。"其虽辛温，但不入营血，无引邪深入之弊

（炒炭可入血分，与此用法不同），因而用荆芥可增强"泄卫透营"之力，在大队寒凉药物中加入荆芥则又可制寒凉涩滞气机之弊。

去淡豆豉，出于防其伤营阴引邪深入之虑，留荆芥以增强"泄卫透营"之力，可见吴氏考虑十分周全，绝非"遗漏"或笔下之误。统编教材《温病学》对此应加注解，以防误人。

考《疫疹草》《六因条辨》治疹诸方皆用荆芥而无淡豆豉，此与吴氏《温病条辨》一脉相承，足见古人治学之严谨。

临证荆芥用量大小当根据卫分郁闭情况而定，亦不可滥用。

十、卫分证误治处理

卫分证为温病初起之证，其邪浅病轻，常不为临床所重视，因误治或治疗不当，常使热邪内陷或发热不退，给治疗造成困难。因此，研究误治的常见类型及处理方法对提高温病临床水平有重要意义。由于辨证不清，误治情况不同，临证应根据具体情况加以纠正，使内闭之热尽快外透而解。现将临床常见误治辨证略述于下。

（一）误用寒凉滋腻

寒凉闭气机，滋腻阻滞气机且助湿，轻者使气机郁闭增重，卫分郁热内逼，或肺卫郁而不开，发热不退。

因寒凉滋腻，令邪内闭，其处理方法应辛微温散寒开闭，以畅气机，使内闭之热得以外达，药用苏叶、苏梗、杏仁、前胡、白芷、荆芥、防风、草豆蔻等。但不可过用，寒散气机得以宣畅即止。若湿重而见苔腻者，再加芳香化湿之品，如藿香、佩兰、香薷等。

寒凉过重者，中阳受伤，气机郁闭，阳气不通，可见胸闷、气憋、面青、四末不温、舌质虽红而苔白滑，应急以辛温散寒，开寒凝之闭以畅气机。轻以苏叶、苏梗、荆芥炭、防风，重则用桂枝、生姜、干姜、草豆蔻等。但不可过用，寒散闭开即止，防其助热。

病案举例

张某，女，4岁，1984年12月16日初诊

母亲代述：一周前感冒发热，体温39℃，咳嗽，曾服麻杏石甘汤加味，高热减轻，但仍咳嗽，午后发热，体温37.5℃～38℃。又服青蒿鳖甲汤加减，不效。

诊时见舌红起刺、苔白腻而干，指纹色紫，心烦急躁，夜寐不宁。

辨证：此冬温初起，邪在肺卫，误用寒凉滋腻凝滞气机，湿浊不化，邪热内郁，肺气不宣。

治法：宣郁化湿清热，肃降止咳。

方药：淡豆豉6g，炒山栀3g，前胡3g，杏仁6g，苏叶6g，藿香6g，蝉衣3g，钩藤6g，茅根10g，芦根10g，焦山楂、神曲、麦芽各6g，桑叶6g。服两剂后，咳嗽减轻；继服三剂后，则低热亦退。

（二）误用辛温发汗

汗为心液，过汗伤阴助热，可深入营血，内闭心包，发为昏厥之变而见神昏谵语，舌蹇肢厥，舌红绛，苔干黄或舌绛无苔，脉细数，病情深重危笃。

处理方法：见神昏谵语、舌蹇肢厥者，为热陷心包，急当清心开窍，用清营汤送服安宫牛黄丸或至宝丹；动风者，用清营汤送紫雪；营阴伤而舌红绛者，用清营汤加减。

误用辛温而见发疹者，用泄卫透营法，方用银翘散去淡豆豉加生地黄、丹皮、大青叶、玄参，或以升降散加丹皮、生地黄、白茅根。

发斑者，属血分证，当凉血化斑，如化斑汤、犀角（水牛角代）地黄汤之类。

十一、误治后的热势"上冲"现象

卫分证误治不论高热不退，还是高热下利、神志不清，都应随症而治之。

首先要纠正因误治而造成的气机闭塞，一般纠正误治所造成的"内郁"气机闭塞后，多会出现"热势上冲"，即体温可由原来39℃升至40℃以上，随即热退身凉。通常会引起病人和家属的惊恐，所以医者应预先告知。其原因是前面过用寒凉（苦寒、辛寒、咸寒、甘寒、滋腻），卫肺郁闭，邪热内迫，又郁于气，有时会波及营血，久则郁热越来越重，且不能外透，形成卫气营血的气机不畅，热势随卫气营血周流布散全身，因病程多在一周至半月余，故使病人心理负担加重，选用抗生素不效，医者亦束手。此关键还在卫分郁闭。

中医治疗首先开闭透热。其"郁闭"一开，热邪即急外冲而散，此可使体温一时"冲高"。如蒸笼一样，下有火蒸，上有笼盖，虽外见热气腾腾，内热很高，但并不彰显，其热因有盖而外热不甚之故。若其盖一打开，热便蜂拥而外冲，扑面而来，其热势极高。随热势上冲而内热消退，此即"火郁外发"，势不可挡，即热势上冲。

病案举例

案一 陈某，男，21岁，山西万荣人，1983年8月于方荣县中医院诊

病患为太原某学院学生，因外感发热，自服退烧片不效，热增重，遂在县医院住院治疗，经白虎汤、多种抗生素治疗后，病近两周，高热不退，且腹泻、恶心、不思饮食，形渐消瘦，家长十分着急。诊时见舌红苔腻，边缘罩有薄白苔，脉浮取濡，按之弦滑数，精神不振，一身疲乏少力，时有咳嗽，大便稀，时有急迫感，夜睡眠不实。

辨证：此为过用寒凉，闭塞气机，肺卫不宣郁热不得外达，壅滞日久，高热不退。

治法：辛微温芳香化湿，宣展气机，令郁热外达。

方药：杏仁10g，淡豆豉10g，炒山栀10g，苏叶10g，苏梗10g，半夏10g，厚朴10g，蝉衣6g，连翘10g，焦三仙各10g，草豆蔻3g，芦根30g，嘱服三剂。

因病人当时尚在县医院住院，故为便于诊治，家长决定转到中医院病房，遂安排了床位。病人家属看药包不大且价格便宜，多次要求加药，余告知服后观察再说。下午服一煎，夜里12时左右，家长急来敲门，说是药吃坏了，十余日也就39℃左右，今体温40℃以上，你看怎么办，能加点什么药以救急。余说不用加药，明天天亮再说。

第二天天刚亮，起床后在院内遇其家长打开水，告知热已退，现体温37℃以下。

案二　童某，女，4岁，山东龙口市人，1987年5月于龙口市中医院诊

家长代述：一周前，受凉感冒，开始咳嗽不想吃东西，曾用过退烧药而不效，后用红霉素等热仍不退。改服中药，用生石膏20g，方为麻杏石甘之类，热仍不退，今已十天，慕名前来应诊。

诊时见舌红尖部起刺，苔腻浮罩略白，指纹紫，直射气关，脉象细、涩滞。咳嗽痰不多，大便少而干，少有呕吐，不思饮食。体温38.9℃。

辨证：此为温热兼湿，初起邪在上焦，未得宣散，误用寒凉，湿既未化，气机郁闭，热亦不得清，日久郁热有内迫深入之势。

治法：芳香宣化并畅三焦，开宣肺气，令郁开湿化热解。

方药：淡豆豉6g，炒山栀6g，苏叶6g，杏仁6g，藿香10g，佩兰10g，荷叶3g，半夏6g，木香6g，六一散10g，焦三仙各6g，蝉衣3g。三剂。

并告知服药后若体温反升到40℃则不要惊慌，过夜则热退。若体温没有升高，也会慢慢退烧。

当日半夜时，突然有敲门声，余被叫醒，家长告知孩子体温突然升至40℃，要求采取方法。余再次告知家长，过夜即烧退，放心回去。第二天热已退。

以纠正方法多一煎，郁开热退。亦有低热日久，慢慢热退的，情况不同，不可一概而论。

十二、选案分析

（一）过用辛凉，邪热内陷（赵绍琴医案）

高某，女，80 岁，1983 年 3 月 16 日初诊

四天前觉全身不适，流清涕，口微干，体温 38.5℃，服羚翘解毒丸一粒，板蓝根冲剂一袋。第二天感觉尚好，晚八九点钟复发热，体温达 39.3℃，憋气，咳嗽吐稀痰，咽干，心口微痛，两胁胀满，不欲饮水，饮之即吐，恶心，时呓语。某医院诊为"急性肺炎"，并予肌注庆大霉素，口服四环素，但体温仍不降，憋气，二日饮食未进。3 月 14 日测体温 39.3℃，饮食未进，喘憋日重。查血：白细胞 $6.9×10^9$/L，中性 60%。尿蛋白（±），尿红细胞 5 个以下。血压：190/100mmHg。停庆大霉素，改用红霉素。3 月 15 日请几位中医会诊，拟重剂辛凉清热解毒之方：银花 30g，连翘 30g，桔梗 25g，薄荷 6g，竹叶 10g，生甘草 60g，芦根 20g，牛蒡子 10g，桑叶 10g，生地黄 10g，金莲花 20g，前胡 10g，苏子 20g，藿香 12g，郁金 10g，杏仁 12g，大青叶 12g，瓜蒌皮 12g，玄参 15g，枇杷叶 12g，炙桑皮 10g。一剂仅服三分之一，见头汗出，身无汗，腹痛便溏，大便呈棕色，日三次，喘憋更剧，于 3 月 16 日请赵老会诊。

诊时见身热头汗出，身无汗，喘、泻、溲黄，周身浮肿，二便失禁，腹胀，夜不能寐，舌质红，苔白腻，脉弦数。

辨证：过服寒凉，戕伤中阳，热遏于内，肺气不宣，三焦不畅。

治法：温散寒凝，宣畅气机。

方药：荆芥炭 10g，防风 6g，苏叶 10g，葛根 10g，黄连 10g，茯苓 10g，灶心土 30g。嘱服两剂。

二诊：一剂神清、泻止、寐安，二剂遍身微汗出，再以前方去葛根、灶心土，加苏梗 6g，杏仁 10g，嘱服一剂。

三诊（3 月 21 日）：身热已退，喘咳大减，再以疏调气机方法兼理脾胃，以善其后。

方药：藿香 10g、苏梗 10g、半夏曲 10g，陈皮 6g，杏仁 10g，茯苓 10g，焦麦芽 10g，栀子皮 3g。嘱服两剂，诸症悉愈。

按：本案初起，为风温邪在肺卫，只需辛凉宣散，邪即外达。然高年阴阳俱虚，不耐邪扰，用药更宜轻灵。羚翘解毒丸虽属清解之剂，然加入羚角，辛寒清气凉血，已与卫分证不切；板蓝根苦寒清热解毒，咽不痛者皆不宜用，并非卫分之药。二药合用，开宣肺卫之力不足、苦寒清热解毒凉血之能有余。服之肺卫不得开而反郁闭；邪热不得透而反伤阳气。所以次日晚八九点钟时，发热、胸闷、咳嗽、吐稀痰，足见肺卫郁闭增重；心口微痛、恶心、不欲饮水、饮水即吐，苦寒伤胃，胃气不降所致；呓语、胁痛，气机不畅，邪热窜扰之故。改用庆大、四环素之类，亦属寒凉，无开宣肺卫之力，邪热不透，体温不降致郁热日重。

改用中药治疗，首先纠正因误投寒凉所致气机凝涩，当辛微温为宜。但却以大量辛凉、滋腻之品杂投，属误而又误之治。银花、连翘、竹叶、桑叶、金莲花等虽有清透肺卫邪热之力，但无宣郁开闭之能，量过重则变为苦寒，反会闭阻气机；生地黄、玄参阴凝滋腻，闭气助湿，卫分阴伤未见，用之有害无益；前胡、杏仁、桔梗、苏子、牛蒡子、瓜蒌皮等虽可宣肺化痰，但无散寒之力，肺为寒凉所闭，无辛温之品所助，其欲宣肺卫则不能，欲化痰而力不及（肺气不宣，痰何以化之），细思银翘散用荆芥之意，其理自明；虽藿香之辛微温香化湿，然其在大堆寒凉滋腻药中已无能为力；又有大青叶之类苦寒直趋下行，引邪热急奔大肠，热迫津液与糟粕同下，而腹泻如水；肺闭、卫郁、气机不畅，喘咳，腹胀由作，三焦不畅、水液不行，为周身浮肿之因。

此证为邪郁闭于肺卫，热迫于肠而气机不畅。治疗重在开寒凝宣气机以透肺卫之郁热，升清气清肠热以止泄利。所以赵老以荆芥炭、防风、苏叶辛温散寒凝、宣阳气而展气机，以纠正由寒凉滋腻造成的气机闭塞，气机得其宣展，肺气宣降即行，肺气开，热邪外达则泄泻可止；葛根、黄连升阳气兼清肠热；灶心土、茯苓培中宫以利湿邪，且温中燥湿而止吐。药服两剂，气机得开，邪热外透，故神清、泄止而寐安，营卫通调，遍体微汗出而愈。二诊加杏仁、苏梗助肺气之宣降，以促余邪外透。终以调理脾胃方法而善其后。

由本案可知，辛凉清解宣透肺卫之品，用量过重则成寒凉、苦寒也会凝滞气机，使肺卫郁闭而达不到治卫分的目的，更不可苦寒、滋腻杂投。"肺药宜轻清"，并非一派寒凉，应从药的性味、用量、煎服法等方面体现出来。

（二）风热邪郁肺卫（董建华医案）

刘某，男，7 岁，1960 年 3 月 15 日初诊

初起微恶寒，旋即发烧，体温高达 40.6℃，头痛无汗，微咳，口渴喜饮，饮食不振，舌苔边白中微黄，脉象浮数。

辨证：温邪初感，卫气不宣。

治法：辛凉宣肺，清热解毒。

方药：银翘散加味（原为钱，今改为"g"，下同），连翘10g，竹叶10g，银花10g，荆芥4.5g，牛蒡子6g，薄荷3g，淡豆豉10g，甘草15g，桔梗4.5g，芦根10g，山栀4.5g。

二诊：药后微汗出，热势降至37.4℃，口渴，不思饮食，微咳，舌苔薄少津，脉缓。余热未尽，肺胃津伤，治以清热生津。

方药：银花6g，薄荷1.5g，杏仁6g，甘草1.5g，石斛10g，连翘6g，炒谷麦芽各10g。服一剂告愈。

按：本案为风温卫分证。时值春月，属厥阴风木，温暖而多风，温风过暖，则产生风热之邪，感邪致病初起，微恶风寒，为风温卫分证。虽体温高达40℃以上，口渴喜饮，但头痛无汗，为卫分郁闭不宣；微咳，为肺气郁闭，舌苔边白中微黄，邪气尚在卫分，但已有传气分之势。此"气分"证为肺气郁闭，邪气不得外达，郁热波及气分，渐伤胃阴所致。口渴喜饮、舌中部苔微黄，但脉仍浮数，说明病仍以卫分为主。本案热重咳轻，热郁于卫，肺气失宣，治宜辛凉宣卫，方用银翘散加味。

银翘散和桑菊饮都是治疗卫分证的代表方，病位均在肺卫，但侧重点不同。卫分证中，若发热重、咳嗽轻者，邪侧重于卫，卫分郁闭甚，方选银翘散。以银花、连翘之轻清透泄合淡豆豉、荆芥之宣郁而宣散在卫的郁热，使风热之邪外达；若见咳嗽重而发热轻者，肺气郁闭较甚，用桑菊饮。以桑叶、菊花之轻清发散配桔梗、杏仁之宣降，意在宣散肺中郁热。若发热、咳嗽俱重，可以二方合用。董老据二方之意化裁，清宣肺卫，见热有传气之势，又加山栀以清三焦之热，山栀、淡豆豉，即栀子豉汤，有宣畅三焦气机、轻清气热的作用，令气分郁热（轻浅）从小便而去。

药后卫分郁闭得开，肺气得宣，热邪外透，汗出热退。但余热未尽，肺胃阴伤，又以甘寒养阴、清透余热方法而安。

处方用药按卫分证病机特点井然有序，药轻清以举上，直达病所，既无苦寒之偏，亦无滋腻之弊，切合叶、吴之意，故有立竿见影之效，可供临床效法。

由本案可知，高热并非都是气分证，40℃时不一定能用白虎汤，临床辨证不可忽略。

（三）风热郁肺（叶天士《临证指南医案》）

郭某，风温入肺，气不肯降，形寒内热胸痞，皆膹郁之象，宜辛凉佐以微苦，手太阴主治。黑山栀、香豉、杏仁、桑叶、瓜蒌皮、郁金。

按：风温邪自口鼻而入肺，肺郁而不宣，体表卫阳之气减弱，发热微恶风寒，"形寒内热"，此之谓也。此"形寒"为肺郁所致，因肺主人一身之气，肺郁则宣降失常，一身气皆不畅，故曰"气不肯降"。肺气不得宣降，气机阻滞，胸闷、胸痛、咳嗽由作。《素问·至真要大论》谓："诸气膹郁，皆属于肺。"治疗重在宣降肺气，用微辛微凉微苦之法，辛以开郁，凉能清热，苦以降肺。郁开热清，肺复其宣降功能，邪去而安，此为治肺的基本方法，为理论与临床所验证。

方以香豉辛而微温，郁金之辛苦而寒，开肺之郁闭，以达邪外出；杏仁苦温以降肺气，共调肺之宣降功能；桑叶清透肺中郁热，山栀苦寒，清三焦之火而下行，配香豉即栀子豉汤又可宣畅三焦水道，导肺热从小便而去；瓜蒌皮甘寒清热化痰，利气宽胸。郁开、痰清、热透，肺复其宣降，诸症悉除。

本案虽未记述复诊及药后的病情变化，但用药轻灵，从祛邪、直接宣降肺气、疏通肺与其相关脏腑的表里上下关系，达到复肺之宣降的目的，仅守"上者上之也"的原则，疗效可靠。

但辛开之力嫌不足，渗下之力嫌略弱。胸痞，当夹湿阻于上焦胸中。按叶氏原意："夹风则加薄荷、牛蒡之属；夹湿加芦根、滑石之流，或透风于热外，或渗湿于热下。"此风温入肺，兼夹湿浊，应加入薄荷、牛蒡子、芦根。吴氏《温病条辨》之桑菊饮方后指出以鲜芦根汤煎服。加芦根渗湿畅三焦以助肺之宣降，似乎更为贴切。

（四）风温误补致死（雷少逸医案）

里人范某，患风温时病，药石杂投，久延未愈。请丰诊视，视其形容憔悴，舌苔尖白根黄，脉来左弱右强，发热缠绵不已。咳嗽勤甚，痰中偶有鲜血。此乃禀赋素亏，风温时病未罄，久化为火，刑金劫络。理当先治其标，缓治其本，遂以银翘散去荆芥、桔、豉，加川贝、兜、蝉，此虽治标，实不碍本，偶见血治血，难免不入虚途。病者信补不服，复请原医，仍用滋阴养血补肺之方。另服人参、燕窝，不知温邪得补，益不能解，日累日深，竟成不起。鸣呼！医不明标本缓急，误人性命，固所不免矣！

按：风温时病，初起邪在上焦，辛凉轻清，宣肺达邪，不易之法。病在上焦，非轻不能举上，药石杂投，与上焦温病何干？重镇之品，直走中下，上焦不开，邪不外达，反引而深入，再者误也。

患者"舌苔尖白根黄，脉来左弱右强，发热缠绵不已，咳嗽勤甚，痰中偶有鲜血"，卫分未解，气热已起，肺郁未开，郁热内逼，入血劫络，急当开宣肺卫，令郁热外散，佐以甘寒养阴，以凉血清热。却反其道而行之，仍用滋阴养血补肺之方。另服人参、燕窝，温邪遇滋补，肺郁壅塞更甚，邪热益张。壅而又壅，闭而复闭，邪热深伏，郁而热炽。郁热伤阴，阴伤热更炽。

此外闭气机，内耗阴精，日久岂有不复生之理！温病用补法，当于邪净之时，此足引以为戒。

第三章　气分证

卫分证不解，多传入气分。气分证病变部位广泛，凡温邪离开卫分而又未入营血者，皆属气分，但以肺、胃、肠、膀胱证最为多见，并均为温邪深入所引起的脏腑功能障碍的病变。

一、手太阴肺传足阳明胃的规律

温病本有顺传和逆传之理。王孟英谓："温邪上受，病在卫分，得以外解，则不传矣。"第四章云："不从外解，必致里结，是由上焦气分以及中下三焦者为顺传，唯心包上居膻中，邪不外解，又不下行，易于袭入，是以内陷营分为逆传也。"说明手太阴肺之卫分证进一步发展，有两种传变趋势：顺传足阳明胃，逆传手厥阴心包。顺传足阳明胃为气分证，逆传手厥阴心包则为营分证。

温病的卫气营血传变，实质上是由于温热之邪伤阴程度不同所引起的病位层次的不同分布。其特点是随伤阴程度的加重而逐渐由浅入深的。卫分邪在肺卫，伤肺阴（轻浅者不伤阴或微伤肺津）；气分，主要伤胃阴（也伤其他有关脏腑之阴）；营分，伤心阴（主要是血中之阴）；血分（下焦温病），伤肝肾之阴，并有热迫血行之见症。热伤肺阴病仍不解者必及于胃，因之卫分证最容易传气分。临床上因误治而使卫分之邪传入胃肠者亦多见，如误用甘温、过用辛温而出现舌红、苔黄、烦渴者，则是入气之征；而误用苦寒，手太阴卫分之邪随之而下趋手阳明大肠而成肠热下利者，其由上而下传变也属顺传之列。除此之外，手太阴卫分之邪所以传足阳明胃（气分）的原因还有以下几点。

（1）邪气可直接入胃。温邪从口鼻而入，肺气通鼻，胃气通于咽，从鼻吸入的邪气入于肺，自口而入之邪则入于胃，肺受邪（此为主）的同时胃也受邪（此为次）。胃受邪虽轻，但其为手太阴之邪下行传足阳明胃提供了可能条件。

（2）肺胃之间有经络连属，可以相传。手太阴肺之脉，起于中焦，下络大肠，还循胃口（下口幽门，上口贲门），通过膈肌，属肺至喉，因而手太阴之邪可以循经由肺而传胃。

（3）胃为水谷之海，五脏六腑气血之源，"谷入胃，以传于肺，五脏六腑皆受气"。因肺阴来自于胃，温邪上受，首伤肺阴，肺阴既伤，病仍不解，继而必伤胃阴。胃阴一旦被伤，则温邪即开始由手太阴肺（卫分）向足阳明胃（气分）传变。

足阳明胃的气分证是气分的最基本证型，主要为无形热盛和有形热结。与伤寒太阳病的寒邪化热、热邪伤阴而内传阳明引发的阳明经与阳明腑证的机制相似。

二、栀子豉汤证与火郁发之

栀子豉汤证，即热郁胸膈证，虽属气分，实际是卫气分的中间证。

温邪在由手太阴肺（卫分）向足阳明胃（气分）传变的过

程中，已离开肺（卫分）之邪而又未及胃时，必须经过胸膈，有可能出现热郁胸膈的栀子豉汤证这一阶段。《伤寒论》《温病条辨》中均列有栀子豉汤证，可见其在外感热病中是经常可以见到的重要证型。根据理论和临床实践，对其证候的形成、特点和治疗方法探讨如下：

《伤寒论》中列栀子豉汤证的条文有78、79、80、231、274等诸条，按原文所述，其形成的主要原因是：①伤寒在表（或在上），用汗（或吐）法之后，余邪未尽，留扰胸膈所致；②伤寒太阳病，误用下法，邪气未去而伤了正气，邪热内传入里，郁于胸膈；③阳明病下之后，有形实邪已去，但余热未清，邪热郁于胸膈（余热）。不论其原因如何，但其病位均在上焦胸膈而致气机不畅成郁。

吴鞠通在《温病条辨》中列栀子豉汤证共两条：上焦篇第13条、中焦篇第18条。据吴氏编排之意，热郁胸膈证来路有二：①由上焦传来；②由中焦传来。由上焦传来者，是温邪在手太阴肺（卫分）向足阳明胃（气分）传变的过程中，邪已离开手太阴肺，而尚未影响足阳明胃，中焦（脾胃）正常的气机升降运动受到下传邪气的干扰。其正常的气机升降运动虽被打乱，但因邪尚未及胃，正气未伤，邪气既不能进，正气亦不能逐邪外出，正邪相持于胸膈，气郁而不舒，造成了"当升者不升，当降者不降，当变化者不得变化"的正邪相持局面，即热邪郁于胸膈之证；由中焦传来者，因下之后，腑实虽去而余热未尽除，即在用下法之后，胃气已受伤，降力不足，而势必上逆，余热随之而上，但又不得外达，留扰于胸膈，从而影响到人体正常的气机升降运动，而成为热郁胸膈之证。

郁，即鬱，本义为"芳草繁盛""气味浓烈"，由此引申为

"愤结积聚"(《书经》)、"声不舒扬"(《周礼》)、"幽思"(《尔雅释言》),先秦时期人们对天地间出现的蓄积、失于通畅现象,皆以"郁"概括之。所以郁为凝滞、瘀蓄、抑遏、闭结之意,是滞而不通或通而不畅之谓,《淮南子·汜训》谓"譬犹不知音者之歌也,浊则郁而无转",杨栗山说"郁为郁结而气不舒",都是不畅通之意。

郁证在临床上极为多见。因为郁而气机阻滞,而使"当升不升,当降不降,当化不化。或郁于气,或郁于血,病斯作矣"(《医碥》)。其致郁原因很多,除外感六淫之邪外,还有情志不畅,五志化火,或素有食滞、宿血、湿浊内停,阻滞气机;或病之误治,使气血郁滞不畅所致。热郁胸膈证,即是热邪郁于气分而影响人体正常气机升降之证,郁久化热多入营血。

胸膈距心很近,其邪热扰心可见"心烦懊憹","起卧不安,甚则反复颠倒",且有"欲呕不得呕"或"呕"等见症,用栀子豉汤治之。对此方证,古来争论颇多,因能致呕,有认为栀子豉汤是吐剂,有认为不是吐剂,不一而足。其实只要抓住问题的本质:"郁"与"宣郁",其争论就可迎刃而解了。

关于证候的分析:

心烦懊憹,有认为是心中烦乱甚,而有无可奈何之状,犹如刘河间《伤寒直格》中认为好像"吃了巴豆"或"草乌头"后那样心里难受。此颇为费解,因一般人都未曾吃过巴豆或草乌头,其心烦懊憹之状,则不易体会也不好理解。其实,只不过是因郁热蒸迫,心烦很重,坐立不安。

烦,是无形之热蒸迫心包而内扰心神的结果。病在营血分,胸膈位在上焦,距心很近,无形之热被郁阻于胸膈,气机

55

不畅，郁而热愈炽，无形炽盛之热既不能外达而解，又不能下行传于胃，必周折盘旋而熏蒸于上，而蒸迫心包、内扰心神。心为热扰，轻则烦，重则谵语。此为无形之热邪留扰，并无有形之实邪盘踞，所以《伤寒论》中称之为"虚烦"。

懊侬，亦烦闷之意。心烦懊侬，即心中烦闷不舒，是对"烦"的进一步描述，其有加重"烦闷"之意，比如"高兴"，又说"高高兴兴"，也是高兴之意，不过加重语气而已，以期引起重视。气机郁阻于上焦，所以胸中还有闭塞不舒之感。

起卧不安，甚则反复颠倒，此为心烦懊侬的外在表现。由于胸膈之热扰心，病人烦躁得坐立不安，起卧不宁。此形象地描述了心烦的程度和外在表现，是为了便于临床诊断。

舌苔微黄，口不甚渴，此在卫气营血的传变过程中，邪热虽已离开卫分入里，但仅仅是入气的初期阶段，里热并不甚；因是气分余邪所致，其热亦不甚，故伤阴不重，见舌苔微黄、口微苦、口渴不甚。

"欲呕不得呕"与"呕者"，栀子豉汤证之所以会出现"欲呕不得呕"和"呕"的不同，与邪气传来的途径有关。

"欲呕不得呕"，此症见由太阴卫分传来，因邪气自上而顺传于下，尚未及胃，适到胸膈，正邪相持，不得进退。邪虽未及胃，但已影响到胃气的和降，胃气未伤，无上逆致呕见症，仅见"欲呕不得呕"，此"郁"的明证。

呕者，见于从中焦传来者。从中焦传来者，其在"下之后"，因用了苦寒攻下之剂，有形实邪（腑实）已去，正气受伤，病及阳明（胃与肠）而伤了胃气，因而使中焦升降失常，胃气上逆而其余热随之上涌，可以呕之而出。见"呕者"，为胃气受伤所致，因胃气已伤，无力达邪外出，虽"呕"而郁并未开。

热郁胸膈，热虽轻因郁，邪气不得外达，仍属火郁之证。其治疗应按"火郁发之"而宣郁清热。凡邪热内闭者，郁闭不开，气机不展，邪热无外达之路则清之不去，切勿用一派寒凉。因寒则涩而不流，会使气机郁闭更甚，不仅热不能清，反使郁热增重。所以治郁热之证，重在宣郁，郁开热即外散。陆平一谓："凡火郁之病，为阳为热之属也。其脏应心，主小肠三焦，其主在经络，其伤在阴分，火之所居，有结聚敛伏者，不宜蔽遏，当因势而解之。"此即所谓"火郁发之"。王冰谓："发……令其疏散也。""疏散"，就是开郁闭、展气机，令郁开热散，"气行则数者皆行，故所重在气，不易之理也"。

栀子豉汤轻清宣气，是治疗郁热证的有效方剂。栀子豉汤两味药的巧妙配伍，其不仅可应用于外感急性热病，也可用于内伤杂病之热郁证，用时注意临证加减，多应手取效。

淡豆豉，常见的炮制方法有两种：①用青蒿、桑叶炮制，其味辛甘，微苦寒；②用苏叶、麻黄炮制，其味辛微温。辛者，宣而能开，《本草汇言》中说："此药（指淡豆豉）及宣郁之上剂也，凡病一切有形无形，壅胀满闷，停结不化，不能发越致疾者，无不宣之。"因此，用之宣郁，能入卫气营血四个阶段。

栀子苦寒，清热降火除烦，可清三焦之火，使之从小便而去。《丹溪心法》中说："山栀子仁，大能降火，从小便泄去，其性能曲曲下行。"

淡豆豉、栀子相伍，宣郁清热，开胸膈之郁闭，令胸膈之热外达。热去不扰心，心烦懊恼皆除。栀子豉汤之除烦，实为宣郁清热。

栀子豉汤宣郁清热，不仅用于治疗热郁胸膈之虚烦，凡邪热初入气分或卫气同病（未见腑实者），其加味治之无不应手取效。因其又能宣畅三焦、通利气道，所以也可以用于治疗湿热病，其清热而又能除湿。

内伤杂病中，凡属热郁者，视其部位深浅以栀子豉汤加相应药物，常可收到意想不到的效果。

病案举例

案一　刘某，男，35岁，1984年7月21日诊

主诉：近日天气炎热，起居不慎，多食寒凉，感邪致病。初起发热头痛，烦躁胸闷，医用白虎汤，并谓之"暑病药用辛凉，继用甘寒，终用酸甘敛阴，不必用下"。服之不仅热不退，烦躁益甚，起卧不安，邀余诊视。

诊时见舌红，苔白浮罩略黄，脉弦数略细，头晕沉重，胸闷叹息，大便如常，小便短少，心烦急躁，夜不能寐。

辨证：湿阻上焦，气机郁闭，郁热扰心。

治法：化湿宣郁透热。

方药：淡豆豉10g，炒山栀10g，杏仁10g，草豆蔻3g，藿香10g，蝉衣6g，半夏10g，木香10g，茅根30g，芦根30g，焦三仙各10g。嘱服三剂。

后告之：服一剂后得吐，二便通畅，胸闷渐开。是否继服，犹豫不决。古有服栀子豉汤，"得吐者，止后服"之训，虑其余邪未尽，仍以原方宣畅三焦以化湿邪，并非只治胸膈郁热，三剂后诸症悉愈。

按：本案初起为暑温兼湿，邪在上焦，气机郁闭，郁热扰心，当以芳香化湿，清宣郁热。误投辛寒，湿邪未化，郁闭益甚。可能因其体质壮盛，邪未深入，仍在上焦，故仍以芳香化

湿，宣郁清热方法，少加草豆蔻辛温燥烈，以开湿郁而解寒滞。药后郁开热邪外涌作吐，然湿尚未尽，仍守原法，意在宣畅三焦，尽剂而安。

案二 耿某，男，30 岁，1979 年 6 月 15 日诊

主诉：素体壮实，但常周身汗出如洗，曾在北京几家医院检查，均无异常所见，并遍服谷维素、玉屏风散加味及龙牡、浮小麦、麻黄根等止汗固涩之剂，毫无寸效，病已三年有余。

诊时见舌红尖部起刺，脉弦细而数，心烦，口渴喜饮。

辨证：阴分不足，邪热内郁。

治法：养阴宣郁清热。

方药：淡豆豉 10g，炒山栀 10g，竹叶 6g，麦冬 15g，生地黄 10g，黄连粉（冲）3g，连翘 10g。嘱服三剂。

经访此方服六剂，出汗已愈。

按：患者年轻体壮，无气虚之征。脉弦细而数，弦则为郁，细属脏阴之亏，数乃热象，且心烦、口渴喜饮。汗出如洗当为阴分不足，热郁于内，逼汗外泄，并非表虚自汗，固涩岂能止之？故用宣郁养阴清热并用之法，郁开热散，汗出而止。若热因郁而入营血扰心者，可加凉血散血之品。

三、栀子豉汤致吐机理

《伤寒论》原文中，栀子豉汤方后注有"得吐者，止后服"的字样，此引起了后世不少医家及研究者的疑惑。为此，自汉代以来发生了不少争论，其意见归纳起来，大致有三种：

（1）认为栀子豉汤是吐剂，如成无己等。他说："热郁胸

膈，当以栀子豉汤吐之，以涌其热结也。"

（2）认为栀子豉汤不是吐剂，服栀子豉汤之所以致吐，是因淡豆豉之陈腐所致，如日人丹波元简氏等。其谓："用豉法，须陈腐极臭者能使人吐，方中云香豉恐医工用豉反取新制而气不臭者，无怪乎其不能使人吐。今验之，极臭者能吐，然以为吐剂者，竟似乖乎本条之旨焉。"而《本草纲目》中则认为淡豆豉"得盐则能吐"，并非栀子豉汤是吐剂。

（3）认为"得吐者，止后服"为衍文或讹传。如张锡纯说："本草并不言栀子能吐，此瓜蒂散内有香豉二合，而误传之也"；湖北中医药大学主编的全国中医院校统编教材《伤寒论选读》认为："'得吐者，止后服'，当系衍文。"等等。

我们认为"得吐者，止后服"，并非衍文。通读《伤寒论》全文，可知此与桂枝汤方后注"若一服汗出病差，停后服"；大青龙汤方后注"一服汗者，停后服"；大陷胸汤方后注"得快利，止后服"；瓜蒂散方后注"得快吐，乃止"等一脉相承，并合乎临证治疗规律。

栀子豉汤并非吐剂，服栀子豉汤有吐但也有不吐的。其所以会致吐，因热郁胸膈，病位在上焦，"其高者"，可"引而越之"，在上焦之邪，原有吐而去之之机，关键在于为其创造"引而越之"的条件。热郁于胸膈，邪热既不能下行，亦不能外达。不能下行的原因是胃气盛，其可抗邪而阻止其深入；不能外达的原因是气机郁闭，在郁闭严重的情况下，服栀子豉汤后，郁闭一开，正气抗争，在上焦胸膈之郁热便可一涌而外达，此即为吐而去之。

临证所见，也有不吐者，这与郁热的程度有关。其郁热重者，心烦懊憹也重，服药后郁开多致吐。吐后，则邪热一涌而外达。郁热已去，诸症皆失，不必再用宣郁清热法，故《伤寒论》中有"得吐者，止后服"。但服栀子豉汤后不吐者甚多，应如何理解呢？一般来说，由于上焦郁热不太重，虽郁开，热邪亦不致上涌致吐。不吐者，邪热从哪里去呢？由于淡豆豉辛温开郁，栀子之苦寒宣畅三焦，而清三焦之火曲曲下行。郁开热清，三焦通畅，其热邪从小便而去，故服栀子豉汤不吐者，小便应黄而畅。

所以说栀子豉汤并非"吐剂"，其"吐"否与郁的程度和正气的强弱有关。

四、胸膈郁热的发展规律

胸膈位于上焦，居肺胃之间，为温热之邪由上（肺）向下（胃）传变的必经之地。邪热传之胸膈有两种基本证型：热不甚而郁重（即栀子豉汤证）、郁不重而热重（即凉膈散证）。

栀子豉汤证进一步发展，郁热越来越重，可打破胸膈的相持局面而进入阳明胃之界，这时正气竭尽全力以抗争，出现阳明气分无形热盛（即白虎汤证）。

凉膈散证为胸膈之热化火灼津，其开始即较栀子豉汤证伤阴重，发展势必热盛伤阴而下行。阴伤邪热最易与肠中糟粕相结而成阳明腑实之证——有形热结。

栀子豉汤之宣郁清热，令邪热一吐而去，或从三焦而消，总之其邪有向外、向上之势（此亦可理解为正气抗邪），即使发展成气分无形热盛，其蒸腾之热仍带有郁热的特点，即向上、向外的外达之势，所以白虎汤有达热出表之力，正是用于气分无形之热欲外达之特点。凉膈散意在凉膈，胸膈热盛，病在上焦，方中何以用调胃承气汤以下之呢？在热灼胸膈证中，便秘虽为或有证，但其揭示了邪热不去，进一步发展必然伤阴传至阳明腑实之证，因而阳明腑实证本身带有胸膈邪热灼津和便秘的特征。去胸膈之热的途径有三：①在上者，若有外达之机，可宣散之，令之尽快外透。②阻滞三焦水道者，苦寒清利三焦，促其下行，使其速从小便而去。③伤阴者，苦寒缓下以通腑，迫其从大便去，从大便去力大而效速。凉隔散中用调胃承气汤通腑泄热，是火热下行的主要出路，不仅避免了进一步发展为肠热成实，也为本来欲下行而去的膈热扫清了道路。膈热入肠能成热结，多与肠中阴伤积滞有关，腑气一通，膈热过肠无残存之地，因而虽无明显便秘亦可用之。

五、郁热证与火热证的区别

郁热证属火郁证，虽邪热内盛，但因热内闭，气机不畅，热象并不像火热证那样明显外现，分辨多在细微处，临证必须注意。

察面色：郁热上蒸，因气机不畅，面赤心烦，赤聚不散。若满面通红而烦，为热重郁轻，且郁有化火之势，如阳明无形热盛。

辨汗：热邪内郁，气机不畅，热不得发越，则烦躁无汗。卫分郁闭，无汗或汗出不畅；湿郁卫气，可见汗少而黏，汗出不畅或无汗，郁热蒸于上，可见头面汗出，齐颈而还，身无汗；腑实热蒸，见手足汗出；郁热化火，郁闭已开，则汗出周身可见。热郁营血，虽卫气分郁闭已开，亦无汗出，此为阴伤，作汗无源之故。

辨舌：郁在卫分者，舌尖红，苔薄白。湿滞致郁者，苔白腻垢厚或黄厚；腑实内结者，舌苔黄燥或焦黑；热郁营血者，舌红绛起刺。

辨神志：热郁于内，郁热上蒸心包，内扰神明，则可见心烦、闷瞀、心烦躁扰、神志不清，甚则神昏谵语或昏聩不语等。

辨肢体寒热：郁热重者可见热厥，热邪内郁，阻滞气机，阳气不能达于四末，可见四肢厥逆不温。热郁越甚，四肢厥冷也越重，此即"热深厥深"之谓。

辨脉象：郁而气机不畅，脉因之不利，可见弦、缓、细、涩等脉。

另有斑疹、局部红肿疼痛、胀闷不舒、二便不通等，均为郁热所致。

火热证为郁热化火，郁闭已开，火象外现。可见：壮热汗出，烦躁口苦而渴，面红目赤，唇焦，口舌生疮，局部红肿溃破，咽痛吐衄，便血，尿血或尿黄，舌红苔黄，脉数有力。

治疗方法：火郁发之，古来治疗郁热的方剂很多，虽郁的部位不同，但其共同点都重在宣郁以畅气机，代表方有栀子豉汤、升降散、四逆散、逍遥散、越鞠丸等。其加减化裁，都可用于热郁之证。

火热清之，取苦寒直降之法，以清泄火热，直折火势，如黄连解毒汤、清瘟散毒散之类。

郁热证在卫气营血不同阶段都可见到，且都可能出现高热、神昏、动风。临证根据卫气营血的不同特点认真分辨，绝不可一见高热就用白虎、承气、三宝，以免造成误治。

六、热饮的宣郁清热化饮法

痰、饮，水之类也，其为阴邪。二者略有区别，张景岳说："痰之与饮，虽曰同类，而实有不同也，盖饮为水液之属。"其为"水谷之余，停积不行，即是所谓饮也"，"痰"亦"即人之津液，无非水谷所化。二者区别在于饮清澈而痰稠浊"，实为痰之类，故痰饮并称。周学海则进一步指出："饮，水也，清而不黏，化汗、化小便未成者也；痰者，稠而黏，化液、化血未成者也。"可见，痰、饮皆津液所化。

《金匮要略·痰饮咳嗽病脉证并治第十二》中痰饮并称，且将其分为四种，并指出："病痰饮者，当以温药和之。"认为痰饮为阴邪，水湿之类，最伤人之阳气。治当温化，振奋阳气，开泄腠理，通调水道，使之或温散而消，或汗泄而去，或从小便而出，但不可阴寒凝涩。即湿为阴邪，非温不化，所以痰饮治当温阳行气以化饮。

若肺之宣降失司，津液不得按正常敷布，则留而为饮。热邪炽盛，肺气壅滞，津液不布为热灼成痰。热蒸痰壅，形成痰热壅肺之证。其邪虽在肺，与手太阴肺之卫分证迥然不同。它以高热、喘息、舌红苔黄、脉象滑数等气分证的特征而区别于肺之卫分证。吴鞠通以"热饮"名之，而区别于一般痰饮证，其因热而成饮，治疗则不可以"温药和之"。

"热饮"证，实因郁热所致，本质仍是火郁证，治当用宣郁清热法。治疗的重点仍在开郁畅气机以清热，不在化痰，不可因其高热而误投清热泻火，以防苦寒闭塞气机，不仅热不能清，反使痰饮增重。临证选用麻杏石甘汤，为宣郁清热化饮法，属"火郁发之"之例。

方中：麻黄辛苦温，开宣肺卫之郁闭，意在恢复肺之宣降，并非发汗。辛开而宣，苦降以行，所以《本草纲目》中说它是"肺经专药"，其"虽为太阳发散之重剂，实为发散肺经火郁之药也"。《本草正义》则进一步指出："麻黄轻清上浮，专疏肺郁，宣泄气机……虽曰解表，实为开肺"，因"肺气郁滞，治节无权，当借其轻扬，以开痹着"。

肺郁重者，当选用麻黄以开之。用麻黄开宣肺卫，其作用有三：①开郁热外达之路。肺郁邪热内闭，清之不出，下之不去，汗之不可，必须开宣肺卫，郁开气机宣畅，邪热外达之路宣通，即可尽快外达而解。②复肺之宣降，其辛宣苦降之力，助肺宣降功能的恢复。肺得宣降，则热散水津得以敷布，"热饮"也因此而消除。③麻黄之利尿作用，实则宣畅三焦，通调水道。肺为水之上源，肺气宣畅，一身之气皆行，气行则水道通调，其痰饮除由肺之宣散敷布外，又可从小便而去。因此，凡开宣肺气之品均有利尿作用，即气行水行之意。

杏仁苦温，能助肺之宣降，所以《本草求真》称之"有下气除喘之力"，因其苦以下气而宣肺，温则宣滞而行痰。

生石膏辛寒，色白入肺，能清热泄火，除烦止渴。《医学衷中参西录》中说："石膏凉而能散，有透表解肌之力。"实际上，生石膏清透肺热作用是借麻黄、杏仁之宣降肺气开郁之力。吴谦指出，麻杏石甘汤是"取麻黄之专开，杏仁之降，甘草之和，倍石膏之大寒，除内外之实热"。麻黄之开与杏仁之降，复肺之宣降而郁开；甘草之和，取其甘缓之意，防麻黄开之太过，石膏凉之太甚。所以麻杏石甘汤对热邪郁肺见咳嗽气促者，只要证属气分，不论有汗无汗皆可用之。具体运用时，应根据肺之郁闭轻重而适当调整麻黄与石膏的比例，其如盛心如所说："盖汗出而喘者，热壅于肺也，无汗而喘者，热闭于肺也。"壅、闭，皆壅塞之意，壅较闭程度为轻。无汗而喘，无汗，说明肺卫郁闭重；汗出而喘，因有汗出，说明肺卫郁闭较轻。郁闭轻者，开闭之力也应轻，甚则散之太过，所以临证使用麻杏石甘汤时，麻黄量只需生石膏量的五分之一到十分之一即可；郁闭重者，则要加大麻黄用量，以增强开郁宣闭之力，取生石膏用量的三分之一，否则郁不得开，郁热清之不去而降低药物的治疗作用。实践证明，麻杏石甘汤的临床疗效和麻黄与生石膏用量比例有很大关系，此应引起临床医生的重视。

此外，麻杏石甘汤的煎服法，对临床疗效也有重大影响。据《伤寒论》原文载："以水七升，煮麻黄减二升，去上沫，内诸药，煮取二升，去渣，温服一升。"现临床上多混合入煎。对上述两种煎法，有人曾进行了实验研究，发现无论是通过单味或复方的条件下，测定麻黄生物碱及苦杏仁苷的含量结果，证明先煎后下法和混合煎的第一次，皆有解热作用，而混合煎的第二次（即复渣再煎），则无解热作用。

病案举例

马某，女，5岁，1984年12月19日诊

其母代述：发热五日，曾用小儿退烧片、四环素、甘草片、止咳糖浆等药，但发热未退，咳喘、汗出、痰鸣，现体温仍39℃左右。

诊时见舌红苔黄，脉滑数，指纹色红紫，已达气关。

辨证：痰热壅肺。

治法：宣郁开肺，清热化痰。

方药：麻黄 3g，杏仁 6g，生石膏 20g，甘草 3g，前胡 3g，浙贝 3g，蝉衣 3g，芦根 10g。服两剂。

上药服后热退、喘咳皆平。

按：本案属"热饮"之证。汗出而喘咳，肺之郁闭较轻，但非开宣肺气不能清热化饮，重用生石膏，麻黄仅取生石膏的七分之一左右，并加前胡、芦根、浙贝以助肺之宣降，并增强开郁化痰清热散饮之力，蝉衣并可宣散透热。药后郁开热得清透，痰饮消而喘咳平。

前所用之药，虽可清热止咳化痰，但无宣郁开闭之能，所郁不开，痰热均不得清。凡郁热之证首先应注意开郁，这是给郁气出路的方法，是热能否退的关键。

七、少阳郁热的清宣方法

温病气分证见发热、心烦、口苦而渴、小便短少、舌红苔黄脉弦细而数者，此为热郁于少阳胆经，在春温中多见。古人认为，此是伏气温病，因"冬令收藏未固，昔人以冬寒内伏，藏于少阴，入春发于少阳，以春木内应肝胆也"。有关"伏气"之说，认识不一，有人力斥"伏气"之论，认为春日邪气太重，径直入于里。至于伏气究竟有没有？其伏藏部位在哪里？为什么会伏藏那么长时间等一系列问题，至今没有统一认识，仍是一个有争议的问题。但不论伏气有无，按其初起的临床见症，可归纳为卫气营血的不同阶段。卫气营血的证型一旦确定，其传变趋势和治疗方法就完全确定了，不管是新感还是伏气，其治疗方法完全相同。伏气学说作为研究问题的一种方法，对一些问题可以做出较为令人信服的解释，但不必深究其伏藏的部位。

发病之初多见里热证,多与人的体质有关。如素体阴分不足的人,热自内生;或冬天室内温度太高,腠理开泄,容易感邪致病;或多食肥甘厚味及不易消化的食物,宿食积滞内停,郁而生热。内热盛的人最易感受温热之邪致病,而感邪之后,外热与内热相引,其发病之初除见里热证外,其伤阴重、传变快,最容易发展为下焦温病。

春温见热郁少阳证,与季节有关。春属厥阴风木,温暖而多风,万物发陈,少阳之气开始升发,内与肝胆相应,内蕴之热可随少阳升发之气而外发,此时多见少阳证。但亦可见其他气分证或营血分证。

热郁少阳的口苦证明显。刘渡舟教授认为:"凡见口苦,多为肝胆火郁之证,确有其临床意义。"少阳郁热证以热郁、阴伤、热盛为基本特点,治疗应苦寒与辛甘寒并用。辛在开郁以畅气机,苦寒在于清热泄火,甘寒在于养阴生津清热,常以《温病条辨》黄连黄芩汤加味治之。其中淡豆豉、郁金在于宣郁开邪热外达之路,黄连、黄芩苦寒直清里热,再加甘寒养阴生津之品,如生地黄、麦冬、玄参等,而使郁开热透,在临证中是个用之有效的方子。

病案举例

赵某,男,43岁,1982年3月10日诊

主诉:感冒三日,心烦口苦,夜寐不宁,曾用板蓝根冲剂,但仍口苦而干,大便不通。诊时见舌红苔黄略干,脉弦细而数。

辨证:热郁少阳,枢机不利,郁热伤阴。

治法:宣郁清热,佐以甘寒生津。

方药：淡豆豉 10g，炒山栀 10g，黄芩 10g，黄连 10g，蝉衣 6g，玄参 15g，连翘 10g，焦三仙各 10g，白茅根 30g。

二诊（3月15日）：上药服三剂，大便通，热退，口苦心烦已轻，仍口干不欲饮食，用甘寒益胃方法以善其后。

按：春温热郁少阳，因多见阴分不足内热之人，故初起多卫气分并见，当卫气分兼顾，重在注意其伤阴的程度。

八、无形热盛与达热出表

以壮热、面赤汗多、舌红苔黄、烦渴、喜凉饮、脉洪大为主要临床见症，常概括为白虎汤四大症，即大热、口大渴、大汗出、脉洪大，实际为肺胃无形热盛，病在手太阴肺及足阳明胃，且以手太阴肺为主的无形之热充斥全身之证。其蒸腾之热、汗出热不退，提示有郁滞气机不畅。

手太阴之病原有顺传阳明与逆传厥阴之理。肺经热盛，伤及肺阴，渐可及阳明，而阳明邪热炽盛时，手太阴肺之热亦盛。吴鞠通以其"脉浮洪"而认定"邪在肺经气分"而及胃，主要根据是：①手太阴无形之热不得外解，伤肺阴之后，进而渐渐伤及胃阴，其阴伤有一个逐步增重的过程；脉浮洪，浮为手太阴肺之脉，洪为足阳明胃之脉，脉浮洪当邪在肺胃。②壮热是肺胃热的特点。肺主全身之气，肺气宣发可将其热布散于全身；胃为水谷之海，是十二经气血之源，胃主肌肉，所以肺胃俱热才能随十二经气血而充斥于全身内外。

正因为如此，必须以辛凉重剂清热，吴鞠通列白虎汤，称其有"虎啸风生，金飚退热"之力，以"达热出表"。胃主肌肉，外有皮毛，在胃经之热，不经开宣肺气，岂能从皮毛外达而出？可见无形热盛，均在肺胃。石膏辛寒，入肺胃二经，其"凉而能散，有透表解肌之力"（《医学衷中参西录》），辛开凉清，清宣肺气，并以清胃而使邪热外达。

白虎汤清气，为辛寒清气。本有外达之机的气分无形之热之所以不能外达，是在于气机的阻滞。汗出而热不退，其郁在肺胃，皮毛与肌肉间热并不甚，所以以生石膏之辛凉，为凉中有宣，宣中兼清，使郁一开，其无形之热便一涌而外出。可见其清热之力在于向外、向上而外达，不可用寒凝之品使气机阻滞而热邪不得外透。正如蒲辅周所指出的："清气不可寒凝，如生地黄、玄参之类，若用之反使邪不外达而内闭；若为白虎证，亦不可在白虎汤中加上三黄解毒泻火，这样方药的性质由辛凉变为苦寒，就成了'死白虎'，反不能清透其热，或导致由'热中'变'寒中'。"清气，当展气机以轻清，早用滋腻，阻滞气机，热邪则不得外达；白虎汤证中若加入苦寒药直降下行，则无达热出表之力。章虚谷说："清气不可寒滞，反使邪不外达而内闭，则病重矣。"

白虎汤在使用时，一是要认证准确，二是用量要适当。早年临床曾遇见用白虎汤的医疗事故。病人男，50岁，7月感冒，因发热39℃，去某诊所求治，医生见病人壮热、汗出、口渴、脉洪大，认为白虎汤证悉具，满有信心，遂开方如下：

麻黄10g，知母10g，生石膏6g，粳米10g，麦冬10g。三剂。

病人服两剂后热仍不退且神志不清，后竟不治而亡。

此病人家属上诉卫生局，状告医生误治，卫生局遂组织专家组前去调查处理。医生非常紧张，病历工整摆放在桌上，见专家来，便争辩道：此证为白虎汤证悉具，用白虎汤，并无错误，且生石膏只用二钱（6g），量并不大，应不会有问题。专家认为：所以出事故，并不是认证不对，也不是选方有误，错就错在生石膏用量不足，只用二钱，若用二两（60g），就没有问题了。

白虎汤中麻黄、知母、粳米等，因石膏用量太轻，不仅不能清热以达热出表，反而助热，麦冬之甘寒又凝塞气机，令热邪内闭，使病情加重致不治。医生应负主要责任。

吴鞠通在《温病条辨》中提出白虎汤的禁忌证为："脉浮弦而细者，不可与也；脉沉者，不可与也；不渴者，不可与也；汗不出者，不可也。常须识此，勿令误也。"

"脉浮弦而细"，细为脏阴之亏，弦则为郁，此为阴分不足，复感受温热之邪，因正气不足，而无力达邪外出。如伤阴太甚，热邪将会深入下焦，应注意观察其病情变化。若只伤肺胃之阴，可用加减葳蕤汤；若肾水素亏，舌干瘦者，应加入甘寒、咸寒之味，以"先安未受邪之地"，防邪内陷深入。

脉沉者，又见发热、汗出、口渴时，应具体分析。脉沉实有力，舌苔老黄或焦黑起芒刺，为阳明腑实之证，当见腑实之见症，用承气汤下之，非白虎汤之所宜；脉沉无力，舌淡者，为肾阳式微，浮阳外越，当温补肾阳以引火归原，不可以白虎汤再度伤阳。

温病发热而见不渴者，有两种情况：一是湿热病，二是温热营分证。在湿热病中，由于湿热蕴郁，热在湿中，湿热裹结，伤阴不重，故口不渴。但因湿阻气机，津液不得上承，可见口干但不欲饮水。与热邪伤阴不同，其虽高热，但不可用白虎汤，因寒凉湿邪不化，热则不能清，过凉可致冰伏邪气，使气机被遏，邪热常内迫深入。临证应根据湿与热之多少，用辛开苦降、化湿清热方法。因其舌苔多白腻或黄腻，并有一系列湿热蕴郁见症，如身热不扬、一身酸沉无力、呕恶、腹胀等，可资鉴别。

热入营分，热邪蒸腾营阴上潮于口，虽高热阴伤，但口中尚有津液濡润而并不渴或不甚渴，阴伤较气分更重，应立即用清营透热方法，不可误用白虎再伤正气，使已入营之热更不能外达。此灼热、发热夜重、舌红绛、脉细数，与白虎汤证很容易区别。

汗不出者：发热汗不出，以表寒外束和阴伤作汗无源为多见。

夏月内伤暑湿，复感寒邪，致成暑湿内蕴，寒邪外束之证，治宜解表清暑，不可一派寒凉，否则表闭不开，郁热益炽。除发热恶寒外，又有胸闷、心烦而汗不出，与白虎汤证不同。

另有津伤汗源不足致口渴而无汗者，此舌红少津、脉细数，与白虎汤证不同，亦不可混为白虎汤证。

九、白虎加人参汤可用党参易人参

忆某年暑期，余返故里，一日经介绍有一人前来问病：男，二十余，发热数日不退。时高热汗出，气短少言，微有喘息，脉洪大而芤，背部时觉恶寒。此白虎加人参汤证悉俱，因当时人参暂不可得，遂以党参三两代之，连服两剂汗出即止，喘息亦平，继以酸甘寒益气阴方法而安。是守"暑病首用辛凉，继用甘寒，终以酸甘敛阴"之旨。

有谓：白虎加人参汤证，用时必须好人参方能奏效，不可以他药代之。其实，白虎加人参汤证为里热未去，气阴俱伤，用人参之意在于补益气阴，以防虚脱。因里热仍盛，治疗时一方面要补气阴，一方面又要清里热。"党参甘温，益气之力尚可，生津之力不足，但其有升发之力，能助石膏逐邪外出"（《医学衷中参西录》）。因此，当无人参时，可暂以党参代之，其量要大，中病即止，不可过服。

十、温热致腑实

温热之邪最伤人之阴津，邪在卫分，虽属轻浅，已伤肺阴而见口干或口微渴；传至气分，里结阳明，则阴伤更重。所以温热病中腑实证兼证较多，主要有：

（一）热结阴伤

此腑实、阴伤并存，且二者相互影响。热与肠中糟粕相结，郁阻气机，郁热使阴液暗耗；阴伤肠燥，大便不行，致热结更重。因其有阴伤、肠燥，故与单纯热结不同，用药不可过猛，且忌温燥，以防再度伤阴。临证多以调胃承气汤缓下，如方中用甘草缓硝黄之性，缓缓而下行，充分发挥其软坚通下作用，而不至伤阴助热。若有可行大、小承气者，亦减厚朴、枳实之量，与伤寒之峻下不同。此以热结为主，阴伤轻者为宜。

若素体阴亏或下后阴伤又见腑实者，可在调胃承气汤中加入增液汤。其用意：一是增水行舟，津伤肠燥致大便不行者，增液可润肠缓肠燥之坚而通便，同时又能清热；二是通腑缓下,以除耗阴之源。

若有营血伤而兼腑实者,可在调胃承气汤中加入养血之味,即养荣承气汤,亦增液承气之意。营血津液之亏,伤阴程度不同而已。

(二)腑实多兼其他脏腑见症

气分证病位广泛,且气热又可内窜营血,所以腑实证的兼证很多,临证应认真分辨,治疗时必须兼顾。

卫分证中也可兼见大便不通。由于腑气不通,可导致高热不退,清宣肺卫必须与通腑泄热并进,腑气一通,热势即减。

气分无形热盛又兼腑实热结者,亦属气分重证,临证也为多见,属阳明经腑同病。可以调胃承气合白虎汤并进,达热出表,兼攻腑实。另有:

兼痰热壅肺:此属肺与大肠表里同病。肺与大肠的经脉相络属,互为表里。热邪壅肺,肺气不得宣降,津液不得敷布,为邪热煎灼成痰,津阻郁遏肺气,肺气不降,则大肠腑气不通。肺气宣降,对大便有推荡之力;而腑实热结,郁热上迫于肺,也使肺气下降。泄腑实,大便得通,郁热即外达,不至源源上蒸于肺,有利于肺降。治当上下兼顾,可选宣白承气汤(生石膏、生大黄、杏仁、瓜蒌皮)宣肺通腑泄热。

兼痰热结胸:痰热结于胸脘,又兼腑实。临证除见腑实证外,又有胸脘痞闷、按之疼痛。治宜辛开苦降,清化痰热,兼以通腑。用陷胸承气汤(瓜蒌仁、小枳实、生川军、仙半夏、小川连、风化硝),亦属上下同治之法。

兼小便赤痛:此属大小肠同病。小肠热盛,下注膀胱,并引起膀胱水热互结,阴液亏损,气化不行。可见小便短赤,涩滞不畅，热而疼痛。治当大小肠同治，用导赤承气汤（赤芍、细生地黄、生大黄、黄连、黄柏、芒硝）。

兼邪热充斥三焦：除腑实外，尚有头晕目眩、咽喉肿痛、口舌生疮溃破或肿痛、口大渴、吐血、衄血发斑等三焦火毒见症。治当解毒承气汤（白僵蚕、蝉蜕、黄连、黄芩、黄柏、栀子、枳实、厚朴、大黄、芒硝）清泄三焦火毒，兼以通腑泄热。

兼见热陷心包：当清心开窍与通腑泄热并进，如牛黄承气汤（详营分证）。

（三）所谓"温病下不厌早"

柳宝诒谓："盖胃为五脏六腑之海，位居中土，最善容纳。邪热入胃，则不复他传。故温热病热结胃腑，得攻下而解者，十居六七。""温病早投攻下，不为大害。"温病中一见有腑实证，即可用通下法。除上述温热病外，湿热积滞相结于肠，大便溏而不爽，可用导滞通下法。因温邪伤阴，一旦形成腑气不通，郁热内壅，则伤阴更重，并可由此使邪热内陷深入营血。因此，保持腑气通畅对邪热外达有重要意义。临证见大便不通、有可下之证时，即可微用通腑泄热之法，使邪热尽快外解，不必拘于"痞满燥实坚"悉俱才用通下之法。

但无可下之证时亦不可妄用下法，以防引邪深入。

十一、肠热下利与误治

肠热下利证在外感病中颇为多见，特别是小儿外感，初起医者不加分辨。因邪在卫分，本应辛凉，宣肺而解，但却误用清热解毒之苦寒、咸寒药物，或各种抗生素迭进，使热不退又见下利。其以大便黄而溏，泄下热臭，大便急迫，肛门有灼热感为主要见症。有的与发热并见，病位在肺与大肠，多为误治所致。

　　温病邪从手太阴肺，传到足阳明胃肠，本属顺传。传至于肠，多为腑实热结，今反泄利者，多为肺卫郁热不得宣解，阴伤不甚而热重，邪热不内陷营血，径下而直奔大肠引起肠热所致。此热常久留不去。最常见的是因邪在肺卫，误用苦寒清热泄火，或误用苦寒攻下，使本应从肺卫宣解的上焦邪热不得外达，苦寒损伤胃阳，直趋而下行，引热直奔大肠。由于热邪来势迅猛，其尚未及与肠中糟粕相结成实，即迫津液与糟粕同下。泄下急迫，为火热邪迫所致，所谓"暴注下迫，皆属于火"，治宜清利肠热，宜葛根黄芩黄连汤治之。

　　《伤寒论》葛根黄芩黄连汤原文："太阳病，桂枝证，医反下之，利遂不止，脉促者，表未解也。喘而汗出者，葛根黄芩黄连汤主之。"太阳表证，误用苦寒攻下，不仅表不得解，且苦寒直趋下行，可引邪热急奔大肠。由攻下之误，伤了正气，出现热迫津液与糟粕同下的肠热利之证。此为"太阳中风桂枝汤证，医误用下法，而使表邪内陷入里"。"'医反下之'，是病在表，不当下而下，故加一'反'字，此应看作是病机转折的一个条件"（刘渡舟《伤寒论诠解》）。病机转折的条件就是误用了"苦寒攻下"，此与温病临证所见邪在肺卫，过早用苦寒清热、苦寒攻下或大量抗生素之类，致热不退又下利者相类。

　　治疗当清利肠热，药用葛根，甘辛而平，"气味皆薄，最能引发脾胃清阳之气"（《本经疏证》）；能引因苦寒"陷下之气"而"散郁火"（《纲目》）而止泻，黄芩、黄连苦寒直降，以清肠热而止泻。若兼肺卫之邪未解者，可与清宣肺卫并进（卫分证重者又可清宣肺卫为主），使在肺卫之热外解、入肠之热从大便去。

病案举例

炼某，男，11 岁，1984 年 6 月 22 日诊

主诉：感冒发热，体温 38.7℃，胸闷、咳嗽，服四环素、板蓝根冲剂，热不退，且大便溏泄，日四五次。

诊时见舌红苔白腻，浮黄略干，脉弦滑细数。

辨证：暑湿阻于上焦，邪热下迫大肠。

治法：开上化湿，兼清肠热。

方药：苏叶 10g，苏梗 10g，佩兰 10g，淡豆豉 10g，炒山栀 10g，蝉衣 6g，黄芩 6g，茅根 10g，芦根 10g，半夏 10g，木香 6g，葛根 10g。上药服三剂，诸症皆愈。

按：此初起为邪在肺卫，兼暑湿阻于上焦，误用苦寒，肺卫郁而未开，邪热迫于大肠。应芳香化湿以开上焦，苦寒清利肠热，宗葛根黄芩黄连汤加味而应手取效。不论伤寒、温病，其肠热利多为误治所致，提示我们卫分切勿清气，邪尚在表切勿攻里。因邪在卫分误治致肠热利者，常多年不愈，被误认为脾胃虚寒之五更泄而误补，其辨证要点在于大便之急迫，有时不可忍，肛门有灼热感。

十二、栀子豉汤与升降散的宣郁作用

栀子豉汤与升降散均有宣畅气机的作用，而且均可用于卫气营血的各个阶段。不论是什么原因引起的邪热内郁，均应据证加减变化，应手取效，但二者宣郁方法、祛邪途径又不尽

相同。

栀子豉汤中淡豆豉可入卫气营血不同阶段而宣畅气机。如治卫分证之银翘散中用淡豆豉以宣肺卫之郁；治气分证之栀子豉汤中用其宣胸膈之郁而畅气机；治营血分证之神犀丹中用其宣畅营血分之郁，黑膏方中生地黄与淡豆豉同用，取以化斑宣郁凉血之意。栀子苦寒，清三焦之火而下行，可畅三焦。所以，栀子豉汤既可宣卫气营血之郁，又能通利三焦以化湿浊，其有纵横宣郁之能，不论温热、湿热，皆宜用之。

升降散方出杨栗山《伤寒温疫条辨》，是调表里三焦气机升降的代表方，亦可纵横宣畅卫气营血及三焦气机，杨栗山以升降散为主加减十五方统治一切温病。

升降散方由白僵蚕、蝉衣、姜黄、大黄等药组成。方中白僵蚕味辛苦气薄，喜燥恶湿，得天地清化之气，轻浮而升阳中之阳，故能胜风除湿、清热解郁，以治膀胱相火，引清气上朝于口，散逆浊结滞之痰。"其性属火，兼土与水，老得金水之化，僵而不腐"，其"能辟一切怫郁之气"，"入皮肤经络，发散诸邪热气"(《本草经疏》)。

蝉衣，蝉之蜕也。甘咸而凉，能散风热，宣肺定痉，其有透热作用。杨栗山谓："夫蝉衣寒无毒，味咸且甘，为清肃之品，出粪土之中，处极高之上，自甘风露而已吸风得清阳之真气，所以能祛风而胜湿；饮露而得太阴之精华，所以能涤热而解毒也。"

姜黄辛苦温，能破血行气，通经止痛。杨栗山谓："气味辛苦，大寒无毒，蛮人生啖，喜其去邪伐恶，行气散郁，能入心脾二经，建功阃疫。"其"破血立通，下气最速"，故能宣通气血。

大黄苦寒，既能宣通气滞，又能破积滞、行瘀血，而入气血之分，杨栗山称其"味苦大寒、无毒，上下通行。盖亢甚之阳，非此莫抑，苦能泄火，苦能补虚，一举两得之"。

原方尚有白蜜，现多不用。

诸药相须，寒温并用，升、降、散诸法同施，以调人体之气机升降出入。僵蚕、蝉衣升阳中之清阳，姜黄、大黄降阴中之浊阴，一升一降，内外通和，气机宣畅，热邪外散而消。

蝉衣、僵蚕升清而入卫气之分，姜黄、大黄降浊，由气而及营血。蝉衣、僵蚕宣肺卫，以开上焦；姜黄、大黄理气血，由中而达下焦。

据临证观察，栀子豉汤与升降散同能宣畅气机，清透郁热。但栀子豉汤既宣气机，入卫气营血，又畅三焦水道，郁热可一吐而去；不吐者，从小便而除。升降散诸药，入卫气营血，调气机升降，降浊气之力甚猛，推荡其从大便而去，即使不用大黄也有泄下之力。如有一病人患慢性肝炎，长期低热不退，因大便干结，曾屡用大承气汤攻之不下，后改用升降散，一剂大便得通，低热亦退。可见，升降散对大便推荡之力，有时为大承气汤所不及。

升降散宣畅气机，升清降浊，腑气得通，服后大便次数增多，但不必担心，因腑气得通，"六腑传化物而不藏"，以通为用，湿滞秽浊去则大便如常。因此，服升降散虽见泻甚，但仍可继续服用，一般三天左右自止。如治一病人70岁，卧床日久，饮食不进，每日饮酒、喝橘汁维持。症见全身悉肿，不能转侧，因其年老体衰，未去医院检查，家人前来求治，曾按古人利小便之理与升降散去大黄加白茅根、茯苓、泽泻等渗湿利尿之品，冀湿从小便而去，恐其大泻。病人服一剂，即大便稀水如倾，身肿顿消。家人见肿消甚速，怕其药力太猛，余药未敢继续服用。又如曾治闫某，女，32岁，一身疲乏无力，月经紊乱，时有腹痛，带下绵绵，面色黑浊，片片花斑，舌红苔腻，尖部起制，脉象濡软，按之弦滑，心烦急躁，夜梦纷纭，辨为湿阻气机，郁热扰心，用宣畅气机方法以化湿清热。用升降散去大黄，加苏叶梗、佩兰、丹皮、白茅根。服后腹泻如水，日数行。因泻甚行动无力，家属恐其药证不符，持药前来，余仔细查对方药后，嘱回去继服，三日后泄止，连服六剂，面黑浊皆退，诸症悉愈。

余临证用升降散加减治疗杂证很多，用药多是煎剂，若用散剂则效果更佳。

温病属热郁者，升降散宣发火郁力量很强，郁开热外散即愈。如疖腮，其耳前耳后肿、颊肿、喉不痛但外肿，为火郁于内，属郁热，当用宣郁清热方法，即"火郁发之"，郁热外散即愈，切勿寒凉遏制气机，否则肿块坚硬不散，或并发睾丸炎、卵巢炎，治之更难。

病案举例

王某，女，16岁，1983年11月7日诊

主诉：发病三日，咽痛，左侧耳前耳后肿微疼痛，口干，某医从书上查一清热解毒方与病人试服，药为板蓝根、银花、连翘之类。服一剂发热不退，肿痛如故，邀余诊治。

诊时见舌红，尖部起刺，苔薄白浮黄，口干咽红，头痛，左侧耳前耳后肿痛，体温38.8℃，脉弦细数。

辨证：风热上受，邪毒内郁。

治法：宣郁清热，达邪外出。

方药：蝉衣6g，僵蚕10g，片姜黄10g，淡豆豉10g，炒

山栀 10g，苏叶 10g，苏梗 10g，防风 6g，茅根 30g，芦根 30g，牛蒡子 6g。嘱服两剂。

上药服一剂后，肿加重，电话来述说病情，恐药证不符。赵绍琴教授曾说："大头瘟、痄腮等均属火郁之证，火郁当发，用药切忌寒凉。郁开热退即愈，火郁得发，其肿益甚，不必顾虑，尽可放胆服用，不日即消。"此时闻药后肿加重，知药已中病，嘱其放心服用，尽剂而安。

按：痄腮，即流行性腮腺炎，不可早用寒凉，曾遇有开始即用抗生素而使肿块坚硬不消者。此时用升降散宣郁升邪热外达，并加栀子豉汤宣畅三焦，郁开热清，虽肿重但不日即消，为郁热得以发散之故。

十三、输转气机在临床治疗中的意义

气机升降出入，是人生命活动的基础和表现形式。人的生命活动，从脏腑功能到水谷精微的代谢、输布，皆与气机升降出入有关。而人的脏腑、经络、气血、津液、营卫、阴阳也靠正常的气机升降运动相互联系，以维持正常的生理功能，并与周围环境相适应。恢复正常气机升降，又是温病不同阶段的治疗目的。《素问·六微旨大论》云"生死之机，升降而已""升降息则气立孤危"，实指气机升降出入停止就是生命的终结。

温邪侵入人体，导致气机升降出入运动的失常，造成脏腑功能的障碍或物质的损伤，从而表现为卫气营血和三焦的不同证候。在温病临床中，根据人体脏腑气机升降出入运动的规律，选择相应药物，调其升降，促使气机输转，常是达邪外出的重要手段。

因此，应研究脏腑升降出入运动的形式与规律，从提高温病临床水平。一般来说，在上的脏腑主降，在下的脏腑皆主升，在中者则有升有降。

脾胃居中，脾升以运化水谷，胃降而传化糟粕，脾胃是人体气机升降的中心，故曰："脾升则健，胃降始和。"

因其为气血水谷之海，五脏六腑之源，"五脏六腑、四肢百骸赖脾胃传化物以溉四旁""饮入于胃，而精气先输脾归肺，上行春夏之令，以滋养全身，乃清气为天者也；升已而降，下输膀胱，行秋冬之令，传化糟粕，转味而出，乃浊阴为地者也"（李东垣）。所以，运化水谷，关键在脾阳之升发。脾升运，元气充而生机勃勃；脾不升，水谷内停则化而为痰饮。传化物，关键在胃气之下降。胃降则转味而出以传糟粕；胃气不降，积滞内停，郁而生热，腑实所作。

脾胃的升降又是相互影响的，是一对矛盾运动。脾升则有利胃降，胃降则有利于脾升；脾不升可导致胃不降，胃不降亦可导致脾不升。因此，在中焦病的治疗中，总是升脾降胃兼顾。有时以升脾为主，佐以降胃；有时以降胃为主，佐以升脾。《临证指南医案》中说："纳谷主胃，运化主脾，脾升则健，胃降始和。太阴湿土，得阳始运，阳明燥土，得阴自安。以脾喜刚燥，胃喜柔润也。"脾之不升，多缘中阳虚弱，升运之力不足，水湿内停，用药宜辛温燥烈，辛以开郁，温以运脾阳之升而化湿行气。胃之不降，总因胃阴匮乏，沉降之力不及，致糟粕停滞，用药宜苦甘而寒，苦以降气，甘寒以养阴生津润燥。

脾升胃降，中焦宣畅，保证了气机升降道路的宣畅，是宣畅全身气机的关键。特别在湿热病的治疗中，具有更为重要的意义。

肝肺为气机升降之枢。

肝为厥阴风木，主升发。肺属燥金，主降。肝升肺降，将精气上输于头身上窍，下达于脏腑筋骨，气帅血行，令气血流畅，五脏安和。如叶天士所谓："人身气机，合乎天地自然，肝从左升，肺从右降，升降得宜，则气机舒展。"

肝喜条达，肺喜肃降。肝易郁，肺易闭。七情内扰，最令肝郁；六淫外犯，多使肺闭。所以王孟英说："肺主一身之表，肝主一身之里，五气之感，皆从肺入，七情之病，必由肝起。"郁与闭皆宜宣散、疏通。

肝郁者，宜辛宜凉，辛以开郁，凉能清热，郁开热清，肝气得疏，即"乘势以达之"。

过升者，宜柔宜降。阴不足，血燥生热，风阳上扰，宜滋阴柔肝缓急，清金降气以制肝火之亢逆，所谓"缓其旋扰"。

血竭者，即肝阴大伤而及肾水，影响肝的正常气机运动，当滋水涵木，以缓肝急风动。

肺喜空灵，气贵流通，"清肃之令不行，升降之机亦窒"，则"一身治节无以清肃下行，运化之枢机失其灌溉之布"，治肺之药，切勿重浊黏滞，以利肺气宣降。恢复肺之宣降，应从三个方面着手，此已在卫分证中论及，不再赘述。

心肾是气机升降的根本。

心为君主之官主火，肾为作强之官主水，且为先天之本。人体水火既济，即水升火降，是气机升降的根本。喻嘉言说："水火相济，则能生万物。"又说："水火不离，分离则死。"因火为水之主，水为火之源。心火下以温煦肾水，使肾中之水不寒；肾中水上济于心，使心中之火不亢。此即心肾相交，水火既济。

心火得肾水而降，肾水得心火而升。所谓"水不升为病者，调肾之阳（阴肿不足者不属于此），阳气足，水气随之而升；火不降为病者，滋心之阴，阴气足，火气随之而降"（《吴医汇讲》）。"火性本热，使火无水，其热必极，热极则亡阴，而万物焦枯矣；水性本寒，使水中无火，其寒必盛，寒盛则亡阳，而万物寂灭矣"（张景岳）。

降心火者，用咸寒、苦寒、甘寒。咸寒、苦寒以清热，抑亢阳火势，甘寒以养阴滋水制火，同时要注意宣通心与小肠、膀胱的关系，令热从小便而去，此用于心火亢者。

升肾水者，宜甘咸寒，并少佐辛温，甘咸寒补阴之不足，辛温而温阳以升之。

温病临证中，应时刻注意调理气机升降。温邪上受，邪在肺卫，治之重在恢复肺的宣降；中焦气分，以腑实内结与湿阻中焦最为多见，治疗重在升脾降胃，以畅中焦气机；热入营血，心火旺而心阴伤，治疗重在清心养阴凉血；下焦温病，以肝肾阴伤，水不涵木及火旺阴伤为主，治疗重在滋水降火，调水火之升降，以恢复脏腑正常的生理功能。临证用药，应根据脏腑气机升降及卫气营血所涉及之脏腑参照选用。

十四、选案分析

（一）春温气热内盛（董建华医案）

张某，女，54 岁，工人，1960 年 3 月 10 日初诊患者近日来发烧，头痛，咳嗽气促，口干喜饮，汗出，溲黄，舌质红无苔，脉洪大。

辨证：冬寒内伏，郁久化热，复感时邪，伏气外出气营。

治法：宣透伏热，清气生津。

方药：桑叶10g，连翘10g，薄荷4.5g，甘草3g，黄芩4.5g，山栀6g，天花粉10g，玄参10g，生地黄10g，麦冬10g，生石膏15g，知母10g，粳米3g。两剂。

二诊：进清透增液药后，外邪得泄，内伏之郁热渐次减轻，伤阴之象明显好转，热势渐退，舌干转润，余症均有好转，因咳逆有痰，故宗原意加入化痰利肺之品。

方药：牛蒡子6g，连翘10g，杏仁10g，枯梗4.5g，川贝母6g，生石膏10g，知母10g，山栀6g，甘草3g，生地黄12g，玄参6g，麦冬10g。三剂。

三诊：药后热势渐退，咳逆亦平，略思饮食，舌红转淡，脉象见缓，病情近愈，继以清养肺胃，以善其后。

方药：生石膏10g，竹叶4.5g，粳米4.5g，沙参15g，半夏4.5g，麦冬10g，山药10g，扁豆12g，桑叶6g。服一剂痊愈。

按：春温，古人多谓伏气温病。内热炽盛，热邪可炽于气分，或郁于营血。若复感新邪，新邪引动伏气所发则可见卫气同病或卫营同病。但卫分证时间短暂，卫分证罢则为里热证，其内热伤阴较重。因此，其应具备肺卫郁、里热盛、阴分伤三个特点，治疗应开宣肺卫之郁而畅气机，使郁热得以外达，并兼以清里热、养阴液。

本案初起即见发热、咳嗽、气促，为肺卫郁热，肺之宣降失常；口渴喜饮、溲黄、脉洪大、汗出，是热炽气分之征；舌红无苔，系气热伤阴，阴伤而热不退，热邪有渐渐欲入营分之势。董老初以桑叶、连翘、薄荷辛凉清透肺卫之郁热，宣气机，开里热外达之路；又以白虎辛寒清气，以达热出表。白虎配清宣肺卫之品，使气热外达之力更强；又以山栀清三焦之火以畅三焦，使邪从小便而去；阴伤津少，会使气机不易周流，故以生地黄、麦冬、天花粉、玄参等甘咸寒养阴以清热。药达病所，方切病机，郁开热透，阴液得以补充，从而达到预期的治疗效果。

药后热退咳逆之势亦平，略思饮食，说明胃气得复，病已向愈。温病气分证后期多伤肺卫之阴，恐余邪未尽，故清养肺胃之阴，兼以清透余热。

病后正气不足，脾胃较弱，饮食起居皆当小心，以防食复。此遵循叶氏卫气营血先后缓急之法，可资临证借鉴。

（二）肠热下利（赵绍琴医案）

方某，男，4岁，1937年4月15日初诊

麻疹透见四日，昨日大便作泄，日五六次之多，便中带有脓血，体温38.4℃，神志欠佳，腹中作痛，大便气坠不畅，家长深夜来寓求治。

诊时见遍体麻疹透发甚佳，体温38.5℃，两手指纹色紫至气关，脉象滑数有力，尺部滑实，舌苔黄厚，小便短少，大便色黄黏稠，似带脓血，腹中微痛，仍有时咳嗽，手足心热，夜寐不安。此本为温热卫营合邪，疹毒深重，因病中饮食失当，胃肠积滞蕴郁化痢，属麻疹合并痢疾。治宜宣郁透疹，兼以泄化肠热积滞。嘱慎食忌口，只宜素食淡饭，以稀粥为好，待烧退病愈方可增加饮食，否则必变坏证，莫谓言之不喻也。

方药：荆芥穗 3g，荆芥炭 3g，葛根 1.5g，黄芩 4.5g，黄连 3g，生甘草 3g，焦山楂 6g。嘱服两剂。

二诊（4月17日）：身热渐退，体温 37.8℃，神志甚佳，麻疹似将透齐，昨日大便三次，后坠沉重已减，但仍黏色黄，腹痛亦减轻，脉象滑数，咳嗽较前大轻。麻疹透齐，胃肠积滞渐化，舌苔黄厚亦渐减，再以疏调胃肠方法，兼以导滞。

方药：荆芥穗 3g，荆芥炭 3g，葛根 1.5g，黄连 3g，赤芍 6g，黄芩 3g，炙甘草 3g，焦山楂 6g。嘱服两剂。

三诊（4月20日）：身热已退净，体温 36.5℃，麻疹已愈，腹泻未作，昨日大便已正常，夜寐安，脉象濡滑。疹邪已愈，胃肠积滞已轻，再以调理胃肠方法，以善其后。饮食寒暖均应小心，忌生冷油腥食物，以防食复。

方药：蝉衣 3g，僵蚕 3g，黄连 2g，焦麦芽 6g，炙甘草 3g。嘱服两剂。

四诊（4月23日）：诸症皆愈，一切如常，体温 36.℃。嘱停药慎食两周，避风寒，慎起居，以清淡饮食为消息。

按：本案为卫营同病，肺热发疹，治当卫营同治，泄卫透营，令已入营之热透出卫分而解。治疗中当对饮食加以限制，忌食肥甘油重及不易消化食物，以防壅塞气机，不仅有碍邪热外透，且郁而助热。因饮食不慎，致积滞内停，阻于肠道，郁而化热，引邪热入肠，湿热积滞化脓血成痢，虽大便气坠不畅，亦为肠热所致，故仍按肠热下利治。急当清利肠热，宣畅气机，使肠热从大便而去，热去则痢止。方以葛根升清气以降浊阴，黄芩、黄连苦寒直清肠热，并加消食化滞之品，使胃肠积滞外达。妙以荆芥穗及炭宣畅气血之分（人便脓血），使血分之郁得宣，气分之热立透，因而疗效显著。

赵老用药轻灵，意在畅气机，恢复脏腑的气化功能以祛邪。并特别注意饮食禁忌，若饮食不慎，可停滞阻气助热，不利于邪热外达，实则伤正助邪。

（三）暑温过服大寒致变（雷少逸医案）

西乡吴某，偶患暑温半月余矣。前医认证无差，惜乎过用寒剂，非但邪不能透，反而深陷于里，竟致身热如火，四末如冰。复邀其诊，乃云热厥，仍照旧方添入膏、知、犀角（水牛角代）等药，服之益剧，始来求治于丰。诊其左右之脉，举按不应指，沉取则滑数。丰曰：邪已深陷于里也。其兄问：此何证也？曰：暑温证也。问：前医亦云是证，治之无效何？曰：暑温减暑热一等，盖暑温之势缓，缠绵而愈迟；暑热之势暴，凉之则愈速。前医小题大做，不用清透之方，恣用大寒之药，致气机得寒益闭，暑温之邪陷而不透，非其认证不明，实系寒凉过度。刻下厥冷过肘膝，舌苔灰黑而腻，倘或痰声一起，即有仓扁之巧，亦莫如何！明知证属暑温，不宜热药，今被寒凉所压，寒气在外在上，而暑气在里在下，暂以热药破其寒凉，非治病也，乃治药也。能得手足转温，乃当清凉养阴以收功。遂用大顺散加附子、豆蔻。服一帖，手足渐转为温；继服之，舌苔乃化为燥，通身大热，此寒气化也，暑气出也，当变其法，乃用清凉透邪法，去淡豆豉，加细辛、地黄、麦冬、蝉衣、荷叶，一日连服两剂，周身得汗而热始退尽矣。后拟之法，皆养肺胃之阴，调治一月而愈。

按：暑温初起，邪在气分为无形热盛者，当辛凉清气，以达热出表。但暑多夹湿，雷氏所谓暑温之势缓，缠绵而愈迟，显然是指暑湿而言。暑湿初起，湿阻气机，邪在上焦，弥漫全身肌肤，因之可兼见胸闷、头晕沉、一身沉重无力，舌红苔薄白腻或浮罩黄苔，治之必芳香化湿，开郁清热，以使邪热外透。不可一派寒凉，寒则凝涩气机，使湿浊不化，郁热不得外达而成冰伏之势。阳气为寒凉所遏，气机闭而不流，阴阳不接，因之四肢厥冷、苔灰黑而腻、脉沉涩不畅、面青，一派寒凉遏制气机的阴寒之象。寒凉戕伤中阳而闭于外，暑热深伏而郁于内，其内郁之热因无外达之机可内陷营血。其证危重，急当温中散寒，开冰伏之凝涩，以宣展气机。气机得展，郁热外达，阳气得通则厥回肢暖，然后再根据卫气营血辨证进行辨证论治。

寒凉冰伏遏制气机如此深重，非辛温燥烈不足以释冰开闭，故以大顺散（干姜、肉桂、杏仁、甘草）加附子、老蔻温散寒凝。但药过燥烈，不可过用，冰释闭开即止。

此案同类误治例在临床中屡见，虽不至冰伏到如此深重，但因寒凉凝涩而热不退者极多，皆因邪不得外达之故。

卫分证当开宣肺卫，使邪热外达，气分证虽以清气为主，但亦应展气机以轻清，使邪热外达，均不可过于寒凉，否则邪热内闭，病情增重，或变证丛生，临证医生所致也。

第四章　营分证

温邪深入阴分，伤及营阴，即出现营分证。营分证是气分邪热伤阴后的进一步深入发展。"心主血属营"，心包为心主之"宫城"，代心行令并代心受邪，故营分证的病变部位在心和心包。

《素问·痹论》曰："营者，水谷之精气也，和调于五脏，洒陈于六腑，乃能入于脉也。故循脉上下，贯五脏而络六腑也。"营属于血，营热深入于心，并由脉而及全身。

一、营分证的特点

营分证是气热伤阴，病仍不解，邪气进一步深入于阴分，灼伤血中津液的结果。所以叶天士说："营分受热，则血液受劫。"所谓"营分受热"，即热邪深入营分之中；所谓"血液受劫"，即为已经深入营中之热，伤了血中之津液（即营阴）。营分证中，因营热阴伤，治之应清营热、养营阴，而叶天士又提出"入营犹可透热转气"，可见"透热转气"并非指清营热、养营阴，而是指使热邪外透的另一种方法。清营养阴之后，营热仍不能外透，为营热外达之路阻滞、气机不畅所致。欲使其外透，必须借助于"透热转气"。

所以，营分证病机应具有下列三个特点：①热邪深入营中，营分之热炽盛；②已入营之热灼伤营阴（即血中之津液）；③营热外达道路阻滞，气机不畅，使已入营之热不得外达。而气机不畅的原因，是因邪热内陷入营的具体情况不同而异，临证必须认真分析。营分证中，深入研究气机阻滞的情况和原因是提高营分证治疗的关键。

二、营分证的形成及基本类型

卫气营血传变，反映了温邪由浅入深的传变过程，其是以邪热性质及邪热伤阴的轻重为根据的。热邪极盛，可直接入营而不经卫气。一般邪热入营的途径很多，由于伤阴程度不同可分为温邪伤阴入营与温邪被逼入营。"伤阴入营"病邪完全在营分，营阴伤较重，"逼迫入营"，营阴伤较轻，是邪热"被逼迫"而不得不入营，病不完全在营分，常兼卫、气分见症，因有其他原因造成邪热被"逼"所致。

伤阴入营者，以由气分传入营分最为多见。气分证的各种类型伤阴之后（以伤胃阴为主），热仍不解，进而伤及心阴即入营分。如气分无形热盛，以壮热、大汗出、烦渴、脉洪大有力为特点。汗为心之液，大汗不止，首伤胃阴，进而必伤心阴，心阴既伤，气热则传入营分，阳明腑实，郁热内炽，津液暗耗。其中腑热不降而上冲，热势深重，灼液成痰，伤营阴又兼痰热蒙蔽心包，堵塞心窍，是为营分证中的重证。

阴分不足、内热很重的人，邪热可以不经气分直接入营，如逆传心包证，即是由卫分直接入营，即叶氏所谓："温邪上受，首先犯肺，逆传心包。"另有热邪深伏于营分，即古人所谓"伏气温病"，此为营分证中危重者，因其来势迅猛，变化很快，瞬间危及病人生命，多见于"乙脑"重证。

"伏气"温病，因病程较久，营阴暗伤较为明显，来势较缓，多为"热伤营阴"证。

仅营热阴伤者，称为"热伤营阴证"，病以心为主；若同时又见热邪灼液成痰，痰热蒙蔽心包者，则以心包为主，称为"热陷心包证"。二者皆有营热阴伤，虽同为伤阴入营，但见症却不同，是营分证的两个最基本类型。

热伤营阴与热陷心包证虽同是营分证的基本类型，但病机不尽相同，治疗也有差异，二者之间有一定联系，并可互相影响，临证必须注意力辨。

热邪被逼入营者，情况较为复杂，但有一个共同特点，就是在温病的卫气分或湿热病中，因湿阻、食滞、气郁、腑实、痰热、瘀血或误治，伤阴不重，气机闭塞，邪热不能外达，内迫里趋，深入营分。其症较完全入营为轻。

热伤营阴证的病程一般较长，而热陷心包证的病程多较短。热伤营阴证，并邪热入营，营热阴伤，但以营阴伤为主；热陷心包，病势急骤，迅猛异常，除营热阴伤外，尚有痰热蒙蔽心包，堵塞心窍，热势深重，属"热深厥深"之证。二者临床见症不尽相同，叶天士及清代以来的温病学家对二者的病机和证治作了不同的论述。如：

（一）热伤营阴证

营分受热则血液受劫，心神不安，夜甚无寐或斑点隐隐。（《外感温热篇》）

太阴温病，寸脉大，舌绛而干，法当渴，今反不渴者，热在营中也。（《温病条辨》）

阳明温病，舌黄燥，肉色绛，不渴者，邪在血分（即营

92

分)。(《温病条辨》)

热势夜甚无汗，唇颧俱赤，舌苔红浊……此邪机乘虚内袭营络。(《柳宝诒医案》)

（二）热陷心包证

舌绛而鲜泽者，包络受病也。(《外感温热篇》)

膻中微闭，神明为蒙，自属昏乱。(《临证指南医案》)

倘逆传心包，必致昏迷。(《临证指南医案》)

昏躁皆里窍之郁闭。(《临证指南医案》)

脉虚，夜寐不安，烦渴舌赤，时有谵语，目常开不闭或喜闭不开，暑入手厥阴也。(《温病条辨》)

邪入心包，舌蹇肢厥。(《温病条辨》)

手厥阴暑温，身热不恶寒，清神不了了，时时谵语……(《温病条辨》)

温热邪入心包，神昏肢厥。(《温病条辨》)

风温证，热渴烦闷，昏聩不知人，不语如尸厥，脉数者，此热邪内蕴，走窜心包。(《外感温病篇》)

湿热证，壮热口渴，舌黄或焦红，发痉，神昏谵语或笑，邪灼心包，营血已耗。(《湿热病篇》)

痰涎出于廉泉，舌蹇不和，痰热内郁于包络。神思不清，语言谵错，痰与伏热在里，当从包络宣泄。(《柳宝诒医案》)

温热、湿温、冬温之邪，窜入心包，神昏谵语，或不语，舌苔焦黑，或笑或痉。(《时病论》)

由上所列诸家论述可见：热伤营阴证因无有形之邪阻滞气机，亦无内窍之郁闭，仅以营热阴伤为主，且营热也较热陷心包为轻，只见身热夜甚，"心神不安，夜甚无寐"，若邪热灼伤血络，热迫血行，尚可见斑点隐隐，但无神昏谵语之见症。叶氏在《临证指南医案》中记述营分证属热伤营阴者的症状为夜寐不安、舌赤消渴、阴虚，但并无神昏谵语。

吴氏《温病条辨》中列热伤营阴证，用清营汤治疗者共四条："太阴温病，舌绛而干，法当渴，今反不渴者，热在营中也，清营汤去黄连主之"（上焦篇第15条）；"小儿暑温，身热，卒然痉厥，名曰暑痫，清营汤主之，亦可少与紫雪"（上焦篇第33条）；"大人暑痫，亦同上法。初入营，肝风内动，手足瘈疭，可与清营汤中加钩藤、丹皮、羚羊角"（上焦篇第34条）；"阳明温病，舌黄燥，肉色绛，不渴者，邪在血分（即营分——笔者注），清营汤主之"（中焦篇第20条）。其症状记述也只是舌绛而干、口反不甚渴、痉厥、手足瘈疭、不渴等，亦无神昏谵语。

热陷心包，因郁热蒸迫，逼心神外越，故可见神昏谵语之证，温病神昏谵语皆是热邪蒸迫心包的结果。如气分证中，阳明腑实，腑热上冲，熏蒸心包，可见神昏谵语，但其热未入营分，舌质不绛；湿温病中，湿热酿痰，蒙蔽心包，可见神志昏糊，时明时昧，邪尚在气分，舌质也不绛；热陷心包的神昏谵语为营分证，同时又有舌绛的热伤营阴特点，若内窍郁闭极重，还可见昏聩不语。

叶氏《临证指南医案》中凡属热陷心包的病案，均有热入手厥阴、膻中微闭或有神昏谵语之记述，并指出："倘逆传心包，必致昏迷"，"昏躁皆里窍之郁闭"。

吴鞠通《温病条辨》中列热陷心包证共九条，上焦篇有（16）、（17）、（30）、（31）、（41）；中焦篇有（9）、（36）、（41）。其症状记述除上焦篇（17）条为"舌蹇肢厥"外，其余分别有神昏谵语、时时谵语、神昏肢逆、谵语烦渴、神志不清。

清代以来的温病学家如王孟英、雷少逸、柳宝诒等，以及近代温病学家也都认为神昏谵语是热陷心包的主要见症。

因此，在营分证中，若出现了神昏谵语，则提示有心包的郁闭，此是热伤营阴与热陷心包的主要区别。

三、热陷心包证的形成与诊断

（一）形成

热陷心包是在热伤营阴的基础上，形成又有热邪灼液痰，痰热蒙蔽心包、堵塞心窍之证。如上所述，气分之邪可以传入心包，但肺卫之邪不解亦可传入心包，此不经气分直入心包即叶天士所谓"逆传心包"。逆传心包因热邪猖横，来势迅猛而病情凶险危笃，多为临证所注意。

"逆传心包"的标志是：肺卫之邪不解，很快出现神昏谵语而见舌质红绛者。热邪所以会不经气分而突然内陷心包，是与病人的体质、感邪的性质及治疗的错误等因素有关。

1.平时心阴、心气不足，或素体痰热内盛都为邪气的逆传内陷提供了内因根据。

心阴、心气均属人体的正气，其本身有抵抗外邪侵入的作用。但由于邪气侵入，大汗出而热不止，必伤及心阴；或因邪热内郁，阴液暗耗，甚则也必及心阴。心阴伤而及心气，热邪渐欲传入营分。因素体心阴、心气不足，热邪则不需要一个耗伤心阴心气的过程，可径由肺卫直入心包。平素内湿痰盛，复感温热之邪，湿阻气机，邪热内闭，郁而热邪炽盛，则热蒸痰湿，痰热随热势而上，最易蒙蔽心包、堵塞心窍，而成热陷心包之证。

2.若感受湿热邪气后，由于心阴不足，素有内热，热蒸湿为痰，亦可成痰热蒙蔽心包之证。

3.心与肺同居上焦，为相邻之官，且肺主气，心主血，气帅血行，气血关系密切，肺之病可以传心。因邪气来势迅猛，故心包先受之。

4.心包为心之外围，又称膻中。《灵枢·胀论》谓："膻中者，心主之宫城也。"其有保护心脏的作用，又为"臣使"，可以辅佐心脏，并可代心行心主神明之令而代心受邪。所以《灵枢·邪客》说："心者，五脏六腑之大主也，邪弗能容也。容之则心伤，心伤则神去，神去则死矣。故诸邪之在心者，皆在心之包络。"故温热之邪犯心，多心包先受。

5.若人体正气不足，邪气太盛，来势迅猛异常，击溃心包的防线，则可直接深入，故邪气盛则是逆传心包的外因条件。

临证中造成逆传内陷最多的是误治。邪在卫分因误汗伤阴助热，误用温补、滋腻而郁闭气机，或误用寒凉而遏制气机，都可使邪热内陷心包。

（二）热陷心包必有痰蒙

热陷心包，重在内窍之郁闭。所以说"热陷心包，必有痰蒙"。对此，清代以来的温病学家都是这样认识的，且为临床实践所证实。

叶天士在《外感温热篇》中说："舌绛而鲜泽者，包络受病也。"此即热陷心包之轻证。对此，王孟英注之曰："绛而泽者，虽为营热之征，实因有痰，故不甚干燥也。问若胸闷者，尤为痰据，不必定有苔也，菖蒲、郁金亦为此设。若竟无痰，必不甚泽。"明确指出"热陷心包，必有痰蒙"。舌绛，为热伤营阴，阴伤血浓，又为热蒸所致。阴伤无痰，仅血中热盛，应为舌绛而干，甚则枯萎。舌绛而鲜泽，则是营热阴伤又蒸痰浊所致。

吴鞠通在《温病条辨》中说热陷心包证是"水不足而火有余，又有秽浊也"。"水不足"即是营阴伤，"火有余"即营热仍炽盛，"秽浊"即为痰浊。

雷少逸《时病论》中指出："凡热入心包者，非特一火，且有痰随火升，蒙其清窍。"更明确指出了热陷心包，必有痰蒙。

蒙蔽心包之痰是怎样形成的呢？究其原因不外以下几点：

1. 热邪炽盛，起病急骤，来势迅猛异常，突然打乱了人体正常的气机升降出入，津液不得按正常敷布，为邪热蒸炼成痰，痰随热势而上则成痰热蒙蔽心包之证。如叶天士所说："温邪逆传膻中，热痰蒙蔽空窍，痰乃热蒸津液所化。"王孟英认为，只要热势深重，气机闭塞，升降失常，"热邪漫无出路，必灼液成痰"。丁甘仁则进一步指出："温邪化火，火灼津液为痰，痰随火升，蒙蔽心包。"

2. 平素心阴心气不足，内蕴痰湿。

3. 热蒸湿为痰。感受湿热邪气，热重于湿，或因素体阴虚阳盛，或因误用温燥，热势增重，可渐渐蒸湿为痰。

4. 误治。误用辛温发汗则助热伤阴、误用温补则壅塞气机、误用滋腻则助湿等都可成热蒸津液或湿而为痰。

（三）治疗

热伤营阴，以营阴伤为主，病势较缓，只见身热夜甚、心烦夜寐不安、舌绛脉细数，而无神昏谵语之症。热陷心包，因内窍郁闭，郁热扰心，故迫心神外越而有昏谵之变，但其营阴伤有时较热伤营阴为轻。

热伤营阴证，治疗重在清营养阴；热陷心包证，治疗除清营养阴外，重在涤痰开窍。叶天士谓："欲宣内窍，必得芳香。"对热陷心包轻证，多用菖蒲、郁金涤痰开窍，以畅营热外达之路而透热转气；对于热陷心包重证，因痰热胶结，堵塞心窍，郁闭太重，则"非菖蒲、郁金所能开"，急当以三宝开窍醒神，安宫牛黄丸、局方至宝丹、紫雪，均为清心开窍透热并用之法。

《临证指南医案》"温热"及"暑"门中列热陷心包证共16例，均用菖蒲，或兼用三宝；而热伤营阴证共5例，不仅不用三宝，而且不用菖蒲、郁金。

《温病条辨》中列热陷心包证共9条，除上焦篇第16条用清宫汤外，其余均用了三宝。

临证单纯热伤营阴证较为少见，而热陷心包证最多。若热伤营阴又见神昏谵语者，则提示有心包郁闭，当辨证为"热伤营阴，内陷心包"。治疗时，应在清营养阴之中加涤痰开窍之品，轻则用菖蒲、郁金，重则用三宝，此实为清营透热并用之法，否则窍不开，邪热不能外透。若无三宝时，可于清宫汤中加牛黄0.3g或犀角（水牛角代）0.3g，竹沥30g（兑冲），胆南星10g，菖蒲、郁金各6g，以涤痰开窍；若见手足瘛疭者，可加羚羊角0.3~0.9g（锉末冲），钩藤15g，以凉肝息风。（此系赵绍琴老师经验）

四、透热转气的概念和方法

（一）透热转气的概念

"透热转气"作为营分证的治疗方法，是叶天士首先提出的，最早见于《吴医汇讲》，其中收集了叶天士的"温证论治"（即《外感温热篇》）。原为："乍入营分，犹可透热，仍转气分而解。"后多据此，认为温邪初入营分才能透热转气。什么是初入营分？其临床根据不明确，不易为人所掌握，也不好应用。后王孟英将其收入于《温热经纬》一书中，改为："入营犹可透热转气"，将热透转气的范围扩大到整个营分，明确指出了只要邪气在营分，就仍可以透热转气，为临床应用提供了理论根据。

但究竟什么是透热转气？临床实践中具体怎样透热转气？热邪是否已经透转，其根据是什么？至今尚无专门研究和论述这一理论和临床问题的文献资料。一般教科书都是根据治疗营分证的代表方清营汤的药物组成，认为"黄连、竹叶心、连翘、银花清心解毒，并透热于外，使邪气转出气分而解"，气营两清之法即为透热转气（见广州中医学院主编《方剂学》），此说容易给人误认为只有清营汤才能透热转气，"银花、连翘、竹叶"才是透热转气的专药。全国统编教材《温病学》则认为"邪热入营……仍应立足透邪外达，使其转出气分而解。故治疗用药清营中须伍以透泄之品"，即是透热转气，但究竟如何透邪外达？伍什么样的透泄之品？其原则是什么？皆无所遵循。

其实早在叶天士对透热转气的方法、用药及选药原则都做了详细的论述，只不过是散见于《外感温热篇》及《临证指南医案》中，并未引起人们的注意。

叶氏指出，作为"透热转气"作用的药物，必须"参入凉血清热方中"，才能发挥其透热转气的作用。所谓"凉血清热方"，即是清营养阴之方。营属于血，营热即是血热，营分证以营热阴伤为主。实际上，作为透热转气的药物要根据营分证中造成气机不畅、营热不能外透的原因而定。其作用是宣展气机，开营热外达之路，使入营之热得以外透。叶天士说：从"风热"陷入营分的，用"犀角（水牛角代）、竹叶之属"；从"湿热"而入营的，则用"犀角（水牛角代）、花露之品"。即是说，因感受风热之邪，邪气深入营分，应在清营养阴方中加竹叶清透风热之邪，以透热转气。《本草求真》载：竹叶"其轻能解上，辛能散郁，甘能缓脾，凉能入心，寒能疗热"，所以其辛凉散郁，以畅气机，开营热外达之路，使已入营之热外透。从"湿热"入营者，为湿热阻滞气机，故加花露（即银花露）芳香化湿清热，宣畅气机，导营热外透；"若加烦躁、大便不通者"，加"金汁"，而对"老年或平素有寒者"，则以"人中黄"代替"金汁"而透热转气。"烦躁、大便不通"，为阳明热毒极盛，气机阻滞，致营热不能外透。"金汁、人中黄"皆大寒，入胃解毒而清五脏实热，宣气机以开营热外达之路，使邪外透。

"斑出热不解者"，为气营血分热毒俱盛。以"石膏、知母"之辛寒重剂急撤气热，以达热出表，开营热外达之路，使之外透而解。

"舌绛而鲜泽者"，为热陷心包之轻证，用"犀角（水牛角代）、鲜生地黄、连翘、郁金、石菖蒲等"。即是以菖蒲、郁金开窍通闭，连翘轻清宣泄透热，合而宣畅气机，开营热外达之路而令其透转；"若平素心虚有痰者"，热与痰结，成热陷心包之重证，内窍郁闭极重，非"菖蒲、郁金所能开"，必须以"牛黄丸、至宝丹之类，以开其闭"。闭开，气机宣畅，内闭于心包之热才能外透而解。此"开闭"，即为透热转气之用。

"舌绛而中心干者"，为心胃火燔，气营热俱盛。当以"黄连、石膏"清气分之热，令已入营之热外透气分而解。

"素有瘀伤宿血在胸膈中"，瘀血阻滞气机，邪热入营，则以"散血之品，如琥珀、丹参、桃仁、丹皮等"活血散瘀通络，以畅气机，开营热外达之路，使之外透而解。

热邪入营而又"夹秽浊之气"者，为秽浊阻滞气机，用"芳香逐之"，使湿去气机宣畅，入营之热得以外透。

以上论述均在叶氏《临证指南医案》营分证治的案例中得以证实。其药物组成除清营养阴之外，还有根据气机阻滞情况不同所加的具有宣畅气机的药物，即为透热转气之用。

叶氏之后的许多温病学家，也都认为透热转气是营分证治中宣展气机的方法，并从不同的角度加以阐发。如：

章虚谷说："故虽入营，犹可开达（重点为笔者所加，下同），转出气分而解。"开达，即开郁闭而展气机。其明确指出，热虽入营，但还可以将营热外达之路打开，使气机宣畅，营热转出气分而解。

吴锡璜说："治温病，虽宜用凉解，然虑其有寒凝，宣透法仍不可少。"从营分证治疗的角度，提出要注意保持气机通畅。因清营、养阴之品多寒凉滋腻，寒凉会使气机凝涩，养阴之品易腻滞气机，只有在清营养阴之中加入宣畅气机药物

（即宣透法），才能保证清营、养阴药物更好地发挥作用，已入营之热才能外透出气分而解。

　　陈光淞在注解叶氏"急急透斑为要"时说："按营分受热，至于斑点隐隐，急以透斑为要。透斑之法，不外凉血清热，盛者下之，所谓炀灶减薪，去其壅塞，则光焰自透，若金汁、人中黄不能下者，玄明粉亦宜加入"。所谓"透斑"，原文指气营两燔，气热波及营分，现"斑点隐隐"，只要营热得以外达，则热清斑透。如何使营热外达？陈氏明确指出要像"炀灶"那样，"减薪"使空气流通，光焰才能自透。把营分证中的壅塞去掉（具体指通大便），气机宣畅了，使营热外透即是"透斑之法"。

　　柳宝诒在论述"热陷心包"的证治时说："凡遇此等重证，第一先为热邪寻出路。如在经者，从斑汗解；在腑者，从二便出是也。"明确提出了营分中由于气机阻滞的情况不同，应选用不同的药物，以开邪气外达之路，使之尽快外透而解。

　　由上述可知，营分证确具营热、阴伤、气机不畅而使已入营之热不得外达的三个特点。因此，在营分证的治疗中，除清营热、养营阴之外，还要根据造成气机不畅的原因，有针对性地加入具有开达、宣透作用的药物，排除障碍、去其壅塞以宣展气机，开营热外达之路，使已入营之热外透，转出气分而解，此即为"透热转气"。

　　"透热转气"，是营分证治疗中的关键。不论病情如何深重危笃，只要营热得以外透，即可化险为夷。"透热转气"可以扭转病机，缩短或终止病程，提高临床疗效，有时决定着治疗的成败。

　　入营之热之所以还能透出气分而解，是由营分证的性质决定的。

邪热虽已入营，伤及营阴，但营是血的浅层，为血分证的轻浅阶段，正气抗邪，仍有祛邪外出之势，出现身热夜甚；营热虽盛，但按人体正常的生理功能，体内多余的热量仍可通过血液循环的方式送到体表，热仍有向外发散的可能性；由于热邪入营，气分证已罢，营分热高于气分，热由较高温度的地方向温度较低地方传递的自然属性，因而营热有向气分发散之势。这些因素决定了营分之热仍有可能外传气分而外解，关键是要为其创造外达的条件，以便于其透热转气。

气与血是相辅而行的，所谓"气为血之帅，血为气之母"，气帅则血行，气滞则血凝，血液的正常运行与气机的升降出入运动直接相关。若气机升降出入运动正常，则体内郁热无残留之地，营分之热也可随时外散。

营分证中，已入营之热所以不能外透，其根本原因是气机阻滞，外达之路不通。在营分证的治疗中，只要我们设法排除造成气机不畅的原因，即为营热外达创造了条件。

为此，我们必须进一步研究不同情况下透热气的具体方法。

（二）透热转气的方法

1. 热陷心包证的透热转气方法

热邪伤阴入营的基本证是热伤营阴与热陷心包，而以热陷心包证最为多见。

热陷心包证，是热邪伤阴入营之中又有热灼液成痰所致之"痰蒙"，其基本病机是热伤营阴、痰热蒙蔽心包、堵塞心窍。因此，热陷心包证较热伤营阴证更为危重。

其气机阻滞的原因是"痰"，而此"痰"主要又是阴伤之后热灼津液所成。故其治疗只有在清营热、养营阴之外又必须加涤痰开窍之品，以开心窍、畅气机，才能使营分（心包）之热外透。

热陷心包的轻证，即叶氏所谓"心包微闭"，见"舌绛而鲜泽"者，用"犀角（水牛角代）、鲜生地黄、连翘、石菖蒲、郁金等"，就是清营养阴、涤痰开窍并用之法。

犀角（水牛角代），咸寒，凉血直清营分之热；生地黄，甘寒，养营阴以清营热；郁金，辛苦而凉，能清气化痰（《本草汇言》）；石菖蒲，辛微温，能豁痰开窍。《本草汇言》中说"石菖蒲，利气通窍，如因痰火二邪为眚，致气不顺、窍不通者，服之宜然"，因其"善通心脾痰湿"（《本草逢源》），"清解药用之，赖之祛痰秽之浊而卫宫城"（《重庆堂笔记》）。菖蒲、郁金，清心豁痰开窍通闭；连翘，轻清透泄，可使气营分之热外透。菖蒲、郁金、连翘合而开心窍、畅气分而宣展气机，开营热外达之路，使"微闭"于心包之热外透，为透热转气之用。

热陷心包之重证，因"平素心虚"，复感温热之邪，痰热互结，所谓"外热一陷，里络就闭"而致热陷心包者，其心窍郁闭很重，"非菖蒲、郁金所能开"，必须加重开窍之力，当用"牛黄丸、至宝丹之类以开其闭"。以牛黄、麝香之类增强开窍之力，实为清营开窍透热并用之法。内窍郁闭，郁热煎灼，神昏谵语或昏聩不语，急以开窍透热醒神，在此危重时刻，常可起死回生。

热陷心包，病以手厥阴为主，但又常涉及其他脏腑，其气机阻滞情况更为复杂，临证必须详细分析，全面治疗，保证气机宣畅，使营热透转。

现将热陷心包的主要兼证分析如下：

（1）热陷心包兼腑实

此为手厥阴阳明同病，且二者可相互影响。其形成，可由阳明腑实引起心包郁闭，也可由心包之郁闭而引起阳明腑实。

由阳明腑实引起心包郁闭者，因气分热盛，热邪入肠，与肠中糟粕相结成腑实；或温热日久，邪热伤阴，阴伤肠燥，热与肠中糟粕相结成腑实之证，即《伤寒论》所谓"亡津液，大便因硬也"。阳明为腑，六腑皆以通为用，所谓"传化物而不藏"，"实而不能满"。阳明里结，腑气不通，胃浊不降，郁而热盛，腑中郁热不能下降而上冲，郁蒸心包，内扰神明；津液不布，为热蒸炼而为痰，痰随热势而上，致成痰热胶结，蒙蔽心包，堵塞心窍。这时痰闭热炽，阴伤肠燥，互相影响，病日深重。

由热陷心包而引起阳明腑实者，多为素体阴分不足，邪热来势迅猛，起病急迫，逆传而内陷者多见。阴不足者，热更猖獗，且心包郁闭，郁而热更炽盛，则郁热伤阴更重。阴伤肠燥，肠燥大便不畅，郁热更易与肠中糟粕相结成腑实之证。而腑实一旦形成，腑热上冲，不仅伤阴，且熏蒸心包，使痰热胶结更甚。此上下皆闭，邪热被禁锢于内，心窍不开，即使大剂量清营养阴也无济于事。

急则治标，速开心窍，使心包之热有外达之机，才不致伤阴扰神；急通腑泄热，令邪有出路，方不致源源上蒸。两窍齐开，气机宣畅，营热有外达之路，清营养阴才能立收其功。这一治疗过程中的两窍齐开（上开心窍，下通腑气），才能使整个气机宣畅，入营之热始可外透，二者缺一不可。方用牛黄承气汤。阳明热结不甚者，上以安宫牛黄丸清心开窍（实为清营养阴、开窍并用之法），驱心包内闭之热外达；下以大黄苦寒通腑泄热，兼有凉血清营之力。腑气得通，肠热下趋，肠热外泄，胃浊即降。胃络通于心包，胃腑之郁热因腑气通而下泄。心包之热亦因之顿减，痰浊随之而降。此上下两窍同开之法，均为心包之热外达寻出路，二者合而为透热转气之用。

若腑实燥结甚者，非大黄所能通，当加大通腑泄热之力，可以安宫牛黄丸合调胃承气汤或大小承气汤以下之；阴伤甚而因无水舟停者，可再加增液，均属上下齐开之法。作用都是宣气机，开营热外达之路以透热转气。

如吴鞠通治疗热陷心包兼腑实时，因腑实甚重，以大承气汤与牛黄丸并用：

"冬温谵语神昏，皆误表之故。邪在心包，宜急急速开膻中，不然则内闭外脱矣。大便闭，面正赤……先与分广角牛黄丸二三丸，继以大承气汤攻阳明之实。

生大黄、玄参、厚朴、玄明粉、丹皮、枳实。

煎取三杯，先服一杯，得下即止，不便再服。

本案为温病初起，邪在肺卫，误用辛温解表发汗，伤阴助热，热邪内陷心包，而见神昏谵语（应见舌绛、脉细数），且热与肠中糟粕相结成腑实之证并见，"面正赤"乃阴伤内窍郁闭、腑热上冲之故。因阳明腑实与心包郁闭并重，急当清心开窍兼通腑泄热，以大承气汤送服安宫牛黄丸。只有上下二窍齐开，才能使全身气机宣畅，营热方可外透气分而解，不必拘于先与牛黄丸，再分大承气汤。因牛黄丸虽有清心开窍之力，而无攻腑实泄热之能，腑气不通，郁热上冲，心包之热外达之路不畅，且又会形成新的心包郁闭。

本案因伤阴较重，在承气汤中又加玄参、丹皮，滋养营阴、清营热且宣血中瘀滞以畅气机，在两窍齐开之中又有增强营热外透之力，是属法中之法。

（2）热陷心包兼瘀血阻络

瘀血形成的原因有二：其一，素有瘀伤宿血在胸膈或脉络之中，本阻滞气机，又感受了温热之邪，外邪与瘀血相结，热蒸使瘀血逐渐加重；其二，温病日久，或素体阴伤，血液浓稠，涩滞而使运行速度减缓，引起血液流变学改变，出现新的瘀血。

由于瘀血的阻滞，邪热与瘀血相结，不仅热入营血，而且郁热更重，最易灼液成痰，成痰热蒙蔽心包之证。

此证气机为瘀血与痰热所阻滞。内窍郁闭，瘀血阻络，脉道不通（或不畅），气血运行受阻，气不往来，血行不畅，入营之热何以外达？临床除见热陷心包证外，还应有瘀血阻络证兼见。如面色萎黄或暗浊而黑，肌肤甲错，胸腹部刺痛，口唇、爪甲青紫，舌质紫暗，舌望之干而扪之湿，神志如狂或发狂，脉沉涩不畅等见症。

治疗应在清营养阴药中加涤痰开窍、活血通络化瘀之品。而涤痰开窍，活血化瘀通络为透热转气之用。因心窍开，心包郁闭之热才有外达之机；血瘀化，气血流畅，营分郁热才得以外透。若阴伤而致血液浓稠、血行涩滞不畅者，加入甘寒养阴生津之品，增液养阴，阴充则血液不至浓稠，血行畅利，其亦为透热转气之用。方可选犀地清络饮加味。

犀角（水牛角代）之咸寒，清营凉血；丹皮、赤芍、桃仁凉血散血去瘀；竹沥、菖蒲汁、姜汁涤痰开窍；连翘轻透泄，宣畅气分；生地黄、白茅根甘寒，凉血养阴；灯心草通利三焦水道，使心营之热从小便而去。

方中涤痰开窍、活血化瘀通络之品，均意在宣畅气机，开营热外达之路，同为透热转气之用。

2. 热伤营阴证的透热转气方法

热伤营阴证，多由气分传来，其经过卫、气分到营的传变过程，其病程一般较热陷心包证长。因其邪热完全入营，故以营热阴伤为主要特点。

若素来体阴不足，内热偏盛，感受温热之邪，有时可以很快甚至直接深入营分，具有热伤营阴的特点。

营之热是随着阴伤逐步深入的，并非逼迫内陷，病势较缓。其特点在其临床见症中明显体现出来，主要是：

"身热夜甚"是营分证发热的特点。营为血的组成部分，营阴即血中之阴，其热就是血热。热伤营阴证，是耗血证的初期阶段。"营行脉中"，随血周流全身，营热为血脉中之热，其热是全身热。心主血脉，营分证病位在心。身热夜甚，即是说营分证的发热夜间较白天为重，但不一定是壮热。因营分证已属虚实夹杂之证，热邪入营，邪气虽实，正气已转虚（营阴已伤）。虽正气仍有抗邪之力，但较之气分大为减弱，所以白天虽也发热，但不如夜里重，原因是：白天属阳，夜属阴，热邪伤了营阴，营阴不足，入夜后自然界之阴助人体之阴，正气（阴）较白天为盛，抗邪力量也较白天强，所以夜热较白天甚；由于夜热较白天为甚，其热在营中，不能外达之热可直接扰心（心主血），心为热扰，故烦躁不眠。营热扰心致烦躁不寐，在内科杂病中也可见到。凡病久，热闭营中，见舌红绛起刺，都有烦躁、失眠、梦多等一系列营热扰心的见症。

口不甚渴或不渴是热伤营阴的结果。口渴，在温病临床上是伴随阴伤而出现的（湿热病中也可因湿阻气机所致）。卫分证阴伤不太重，仅伤肺阴而见口干或口微渴；气分证因壮热大汗出的结果，胃阴伤热不退而口大渴饮冷，其口大渴，则说明伤阴较卫分为重；一入营血，热邪入阴分，则口不甚渴或竟不渴。不渴，不是伤阴不重，而是阴伤更重的结果。因热邪既已入营，营热扰心，对口渴的反应和判断已不那么清楚，因而不能很好地反映出渴与不渴了。另因邪热入营，营热蒸腾，使营阴上潮于口，口中尚有津液濡润，因之口不渴或不甚渴。其不渴实较气分之大渴伤阴更重。

舌绛是营阴伤的见症。"绛，深红色也"，是营热阴伤、血液稠浓的结果。血浓稠又为热蒸则舌绛，甚则紫暗。在外感热病中，舌绛是营分证的重要标志。若只见神志不清或神昏、烦躁、脉细数，而舌不绛，说明热邪尚未入营，不能辨为营分证。在住院病人中，热入营血，出现神昏谵语、舌绛，由于输液的结果，阴液得到补充，虽舌已不绛，但神志仍不清，这时也不能认为其邪热已经转出营分。

即使在内科杂病中，阴分不足或久病阴伤都可以见绛舌，其也是营阴受损。

阴伤血液浓稠是舌绛的主要原因。热伤营阴，血液浓稠，血流减缓，可使营热不得透转。故在营阴重伤的情况下，重用甘寒养阴生津之品，津充血液浓度降低，可以畅血行而展气机，使营热外透，所谓增阴补液，沃焦以救焚。王孟英在治疗营阴重伤，血液不得周流而影响气机输转和营热外透时，均以生地黄、麦冬、玄参、天花粉、西洋参等并进，并谓："阴液枯竭，日寒濡润不厌其多。"清营汤中生地黄、麦冬、玄参并用，亦为甘寒养阴增液清热之意。使用清营汤时，吴氏有"口不渴去黄连"之训。不渴，阴伤更重，黄连苦燥，可化火伤阴，去黄连实为保津液之意。

热伤营阴证多由气分传来，除营阴伤较重外，别无有形之邪阻滞气机周流。但因其由卫、气分渐渐传来，病势较缓，病程一般较长。初入营分，一般多兼气分证未罢，即使入营已久，但热邪所过，气阴俱伤，正气受损，气分也可稍有邪存；热已入营，由于营分之热势较周围都高，也必然会向气分放散、辐射。气营相邻，营热必然要波及气分，因之邪虽入营，气分仍有热灼，治疗一定要考虑宣畅气分，所以王孟英说："病虽在血（即营），治宜清气为先，气得展布，热象必露。"可见透热转气在热伤营阴证的治疗中有重要意义。

由气分入营之热，复转出气分而解，气分是营热外达之道路，营气间气机宣畅，道路通畅无阻，是营热外出的保证。清营汤中用银花、连翘、竹叶皆质轻性凉之品，有透泄之力，可以宣泄气营，并使邪热外达。《本草便读》称之"皆能内澈于心，外通于表"，以清透气分之余热而兼畅气营气机，为营热外达扫清道路，故为透热转气之用。

热伤营阴，阴亏则汗尿无源，可见小便不利。若营阴伤又见小便赤痛者，是为热与水结阻滞气机，致使三焦不利，而使营热不易透转。临证应考虑宣畅下焦，才能为营热外透打开道路。

（1）热伤营阴兼小便赤痛

津液为水谷精微所化生，同为人体的体液，二者不能截然分开。其发泄于皮肤之外为汗，下输于膀胱而排出体外则为尿，而汗与尿在未排出体外前同为津液，且二者可以相互转换。如夏天天气炎热见汗多，津液得从汗泄则尿少；冬天天气寒，汗孔闭，汗少而尿多。即《灵枢·五癃津液别》所说："天暑衣厚则腠理开，故汗出……天寒则腠理闭，气湿不行，水下留于膀胱，则为溺与气。"

津液又是血的物质基础，"汗为心之液"，所以有"夺血者无汗，夺汗者无血"（《灵枢·营卫生会》）之说。可见津液、汗、尿、血之间有直接或间接的关系。

热邪入营，多与小肠膀胱有关。营阴受伤（所谓"血液受劫"），津匮液乏，汗尿无源，必见小便少而不利。若小便涩滞疼痛，则除阴不足外，还有邪热阻滞，且灼伤血络。

心与小肠互为表里，《灵枢·经脉》谓："手少阴之脉，起于心中，出属心系，下络小肠。"营热阴伤，心营之热循经下移于小肠，必然影响小肠的气化功能，不能泌别清浊，水液不能按正常入于膀胱，从而影响到膀胱的气化功能。小肠之脉络心，若小肠热结，其郁热反过来又可循经上蒸于心，致营热、阴伤增重。

水热结于膀胱，影响膀胱的气化功能，郁热煎灼，小便短赤涩痛。

本证除阴伤营热之外，又有膀胱热结，三焦不畅，小便不通，营热不能透转。作为透热转气药物，应从下列几方面考虑：

甘寒养阴生津之品补充津液，使作尿有源。津复阴充，三焦通利，营热可随小便去。如《通俗伤寒论》中导赤清心汤用生地黄即生津充尿之源，并有清热之力。

清利之品宣畅三焦水道，导赤清心汤中以益元散、木通、竹叶、灯心草等都可清泄膀胱，通利水道以宣展气机而透热转气。

阴伤重者，应加咸寒、甘寒之味，以增强养阴透热之力。但不可用淡渗之品，防其再度伤阴而引起尿闭。吴鞠通谓"温病小便不利，淡渗不可与也，禁五苓、八正辈"即为此意。

病案举例

赵某，女，9岁，1975年12月14日诊

主诉：感冒发热虽减，但低热不退，口干夜寐不宁，尿频量少，涩滞不畅，尿时疼痛，舌红尖部红绛起刺，脉象细数。

辨证：热伤营阴，余热未尽，热结膀胱。

治法：清心养阴，兼利膀胱。

方药：莲子心3g，黄连粉0.5g（冲），竹叶3g，生地黄15g，乌药3g，茅根15g，芦根15g，木通2g，焦三仙各6g。嘱服三剂。

上药服两剂后，小便通畅，疼痛也轻，三剂则低热已退。

按：此小便涩滞不利、尿时疼痛是在高热退后低热不除之际，为营阴受伤，余邪未尽，邪热下移小肠，热与水结之证。故以甘寒养阴清利三焦之法，使阴复水畅而愈。

（2）热伤营阴兼有湿、滞

湿热之邪侵袭人体，对素体阳盛之人多成温热夹湿之证。若素来脾胃虚弱、痰湿内盛之人，即使感受温热之邪，因湿阻气机，热邪不得宣散，亦可成温热夹湿之证，且夹湿者多兼有食滞。

湿邪黏腻、食滞壅塞均可阻滞气机而使三焦不畅，升降不行，热邪不得外达。日久湿阻热郁，热炽阴伤，无外达之路的

邪热内迫里趋深入营分，而已入营之热也因气机阻塞而不得外透。

夹湿者，除营热见症外，其舌绛苔腻，或似苔非苔，并兼有头晕、胸闷、腹胀、一身沉重无力、小便黄少等症。治疗重在宣气机以透热，酌加清营养阴之品，切勿令气机郁闭，热无出路。因入营之热多为内迫所致，无逼迫即撤除造成迫邪内陷的原因，营热常可迅速外透。

湿阻上焦、中焦、下焦而迫热入营者，可分别以芳香宣化（藿香、佩兰）、辛开苦降（半夏、陈皮、厚朴、大腹皮）、淡渗之法（茅芦根、茯苓）祛除湿邪，宣畅气机，以透热转气。

病案举例

黄某，男，26 岁，北京市人，1977 年 8 月诊

主诉：因发热不退住院治疗，因用药无效而出院。病已月余，发热致神志时清时昧，大便不爽，时有腹满。诊时见舌红绛尖部起刺，苔腻根厚，脉按之弦细而数。体温 38℃ 左右，有时夜为 39℃，精神萎靡，头重身倦，恶心腹胀，大便不爽，口干不甚渴，饮食觉无味。据病人回忆，发热前曾服食炸糕等不易消化的食物，且饮酒过量，复感外邪，脾胃既伤，宿食内停，郁滞日久，热邪内迫，致热伤营阴，复阻气机，致热势日轻夜重。当急化湿导滞，以冀营热外透。

方药：生地黄 20g，麦冬 10g，丹皮 10g，连翘 10g，木香 10g，槟榔 10g，鸡内金 10g，蝉衣 10g，半夏 10g，茅根 30g，赤芍 10g，羚羊角 0.6g，焦三仙各 10g，厚朴 10g。

三剂后，大便通，泻下黏稠便甚多，体温也降至 37℃。腹胀减轻，知饥索食，口干，改用甘寒养阴法以善其后。

方药：麦冬 10g，生地黄 20g，枳实 10g，白术 10g，焦

三仙各 10g，蝉衣 6g，僵蚕 10g，片姜黄 6g，茅根 30g，芦根 30g，生山药 20g，鸡内金 10g。

调理半月余，热退净而安。

3. 卫、气分之热波及营分证的透热转气方法

所谓卫、气分之热波及营分证，是指卫、气分证未罢，邪热窜入营分，即卫营同病或气营同病。其证仍以卫、气分为主，伤阴较完全入营为轻，透热重在宣透卫、气分之郁闭。

（1）卫营同病形成的主要原因，是卫分之邪未得宣达外透，过早投寒凉或误用滋腻，肺卫郁闭不开，郁热不得外达而内迫里趋，渐及营分。营热因卫分郁不得已而来，其仍欲时时外达，疹的外现即为营热外达不得出所致。所以宣肺透疹，即是开宣肺卫，畅营热外达之路，以透营热外散。开宣肺卫，是治疗卫营同病的关键。

开宣肺卫重在恢复肺之宣降，详见卫分证篇。既然热已及营，营阴微伤，应加少量凉营养阴之品，以助营热外达。方如银翘散去淡豆豉加生地黄、丹皮、大青叶、玄参。肺卫宣，营热则透出卫分而解，此是透热转卫的特例。

（2）气热及营，又称气营两燔，为气分高热未罢，又内迫深入营分，气营分热邪俱盛之证。

气分之热，均有外达之机。若气分郁闭，逼迫不得外达之热内趋入营，则形成气营两燔之证。这时气热远高于营分，气热为营热之源。

营热不能外透的原因是气热不外达而直涌营中，在营热外围形成了一个气分的高热阻挡层。欲清透营热，关键是急撤气分高热，打开营热外达之路。气热一清，营热即透，方选加减玉女煎。其中生地黄、麦冬、玄参甘寒滋营阴兼清营热；生石膏、知母辛凉清气，以达热出表，同时打开了营热外达之路，即为"透热转气"之用。

由上所述，凡热被迫入营者，重在排除内迫原因，打开营热外达之路以透转热气。因其热邪尚未完全入营，伤阴较完全入营轻，治疗也比较容易。

五、清宫汤、清营汤的适应证

清宫汤、清营汤二方均出自《温病条辨》，只有清营养阴之力，而无开窍之能，用于热伤营阴证颇合，用于热陷心包证似有不妥。

吴鞠通谓："太阴温病，不可发汗……汗出过多者，必神昏谵语者……清宫汤主之。"清宫汤方由玄参心、莲子心、竹叶卷心、连翘心、犀角（水牛角代）尖、连心麦冬六味药组成。吴氏说："此咸寒甘苦法，清膻中之方也。"

清膻中，即清心开窍。考诸家本草：

玄参苦、咸、凉，滋阴、降火、除烦解毒。"能消咽喉之肿，泻无根之火"（《品汇精要》）；"解斑毒，利咽喉，通小便血滞"（《本草纲目》）。

莲子心苦、寒，清心、去热、止血涩精。可"清心火，平肝火，泻脾火，降肺火"（《本草再新》）。

竹叶卷心甘、淡、寒，清热除烦、生津利尿。能"退虚热烦躁不眠，止烦渴，生津液，利小便，解喉痹，并小儿风热惊痫"，"凉心健脾，治吐血、鼻血"（《本草再新》）。

连翘心苦、微寒，可"除心家客热"（《药性本草》）。"味苦微寒，质轻而浮，书虽载泻六经郁火，然其轻气浮，实为泄心要剂，心为火主，心清则诸脏之火皆清"（《本草求真》）。

连心麦冬甘寒微苦，清肺胃之阴、润燥生津、清心除烦热。能"治心肺虚热"（《本草衍义》）；"治肺中伏火，生脉保神"（《珍珠囊》）；"疗虚劳客热，口干烦渴"（《别录》）。

犀角（水牛角代）咸寒，清心凉血、定惊解毒。"镇心神，解大热，散风毒"（《药性论》）；"磨汁治吐血、衄血、下血……泻肝凉心，清胃解毒"（《本草纲目》）。

诸药仅有清营、养阴之力，无涤痰开窍之能。用于营分证时，只能清营养阴，不能开窍透热。若用于热陷心包之证，按叶氏原意，当加菖蒲、郁金为是；心包郁闭重者，应用三宝。临证以清宫汤送服三宝，即是清心（营）养阴开窍并用之法。

清营汤方由犀角（水牛角代）、生地黄、玄参、竹叶心、麦冬、丹参、黄连、银花、连翘组成，吴氏谓："清宫中之热，保离中之虚也……清营分之热。"《易·说卦》谓离、火："离为火，为日，为电。"吴氏立此方，原为清心中之热（营热）而养营阴，药无开窍之味，故热陷心包之证不宜。《温病条辨》上焦篇第30条中症见"时有谵语""目常开不闭或喜闭不开"，为神昏之征，并明确指出此为"暑入手厥阴心包也"，属热伤营阴，内陷心包。此时只用清营汤亦属不妥，当加菖蒲、郁金，或送服三宝。

全国中医院校统编教材《温病学》中春温热灼营阴证，症见"甚或时有谵语"，实际为痰热蒙蔽心包之轻证，应在清营汤中适当加入涤痰开窍之品，以提高临床疗效。

六、治疗营分证的方剂组成规律

营分证热邪深入，病情深重，治疗一定要及时，用药要准确，不可一见发热就大剂量苦寒、辛寒杂投，必须根据营分证的病机特点按其辨治规律选药组方。营分证病机的三个特点是：营热盛，其热在阴分，不同于卫气分；营阴伤，其所伤为血中之阴，与卫气分伤阴不同；气机阻滞，营分证中因邪热入营来路不同，阻滞的具体情况、部位千差万别，但都是入营之热不能外透的重要原因。

因此，治疗营分证的方剂应由三部分药物组成：

（一）清营热

据《素问·至真要大论》："热淫于内，治以咸寒，佐以苦甘。"药应以咸寒、苦寒为主，如犀角（水牛角代）、羚羊角、玄参、黄连等。

1. 犀角

犀角（水牛角代）咸、寒，直清血分之热，为热邪入营，是营血热盛的首选之药。

《本草逢源》谓："诸角皆能入肝，散血解毒，而犀角（水牛角代），为之首推，故痘疮之血热毒盛者为之必需。若痘疮之毒，并在气分，而正面稠密，不能起发者，又须羚羊角以分解其势，此非犀角（水牛角代）之所能也。"可见羚羊角虽也咸寒入血，但专于清肝凉血，其清营热兼走气分。

2. 玄参

玄参咸、寒，养营阴兼清营热。《本草正义》称："禀至阴之性,专主热病,味苦则泄降下行,故能治脏腑热结等症。味又辛而微咸,故走血分而通血瘀。"《本草纲目》:"滋阴降火,解斑毒,利咽喉。"

3. 黄连

黄连苦、寒,清热泄火,以增强清营热之力。《本草新编》中说:"黄连入心与包络,最泄火。亦能入肝,大约同引经之药,俱能入之,而入心尤专任也。"《本草正义》:"苦先入心,清涤血热。"但黄连苦燥,可化火伤阴,不宜多用久用。如《本草蒙荃》所指出的:"黄连久服之,反从火化,愈觉发热。"《温病条辨》中有:"太阴暑温,舌绛而干,法当口中渴,今反不渴者,热在营中也,清营汤去黄连主之。"热伤营阴而不渴较渴伤阴更重,去黄连,即畏黄连苦燥化火,再度伤阴,而使营热增重,故去之。

(二) 养营阴

热入营分,劫伤营阴,阴伤热愈积。用甘寒之品养营阴兼清营热,吴鞠通谓之"水不足,火有余"。养营阴即滋水以制火,药如生地黄、麦冬、玄参、石斛、花粉、西洋参等味。

若为营阴重伤,气机因阴伤而涩滞不流,可用大剂量甘寒生津养液之品,所谓沃焦救焚,补液以畅气机,可畅入营之热外达之路,促其透解。营阴伤之重证,"甘寒濡润,不厌其多",常甘寒之味叠进,以救阴而保生机。

(三) 透热转气

根据营分证中所造成气机不畅、营热不得透转的原因,加入其具有开达、宣透作用的药物。去壅塞,排除障碍而宣展气机，打开营热外达之路，使营热外透而解。

作为透热转气的药物不限于银花、连翘、竹叶，主要是强调其针对性。如食滞加消导之品、瘀血加活血之味、湿阻加化湿之药、阴伤重也可用甘寒生津之类，其作用均是使气机通畅。

七、如何判断营热是否外透

通过清营、养阴、宣畅气机以透热转气的药物治疗后，已入营之热即可逐步外透而解。但营热是否已经透解？判断的标准是：

（一）神志转清，是营热外透的重要标志

营分证，热邪深入心与心包，与神志直接相关。

神，是指人们的意识思维、精神活动（包括聪明智慧、神采气色、针刺感应变化等），是心的功能活动的表现。所谓"心者君主之官，神明出焉"（《素问·灵兰秘典论》），"心藏神"（《素问·调经论》），"心者，生之本，神之变也"（《素问·六节藏象论》），"心者，五脏六腑之大主，精神之所舍"（《灵枢·邪客》），说明心是一切精神意识、生命活动的主宰，心与神是一致的。张景岳指出："神藏于心，故心静则神清；魂随乎神，故神昏则魄荡"。

"心主血属营"，营热入心则扰神。心（心包）为营热所蒸迫，神则外越而不安，其轻者为的烦躁，重则神昏。

临床实践证明，营分证中的神昏深浅常是营热轻重和心包郁闭程度的标志。温邪入营，若营热轻，可无明显的神志改

变，或仅有轻微的烦；营热重，邪热扰心，可见烦躁、夜寐不安；热陷心包，内窍郁闭，热邪深重，郁热逼心神外越时，才见神昏谵语；若痰热重，热蒸痰浊，胶结不解，闭塞心包，可见昏聩不语。

总之，营分证中的神志改变，总是邪热扰心、心窍郁闭所致。若营热一旦开始外透，营中之热减轻，烦躁、昏迷程度均随之减轻，内窍已开，营热得清（营热外达），神志必转清。所以神志转清，是心窍开、营热外透的重要标志。

（二）舌质由绛变红是营热外透的又一重要标志

绛舌，是营阴伤的标志。营阴受伤，血液浓度增大，又为热蒸，血浓稠且热，则舌绛；阴伤重，舌绛而干瘦。舌质由绛转红，表明血液浓度降低，津液得以补充。营热减轻，营阴耗伤减轻，是营热外透的必然结果。

（三）舌苔的出现也常标志着营热外透

热邪已离开气分深入营血，见舌绛无苔。舌苔为热蒸胃浊所致，如章虚谷所说："脾胃为中土，邪入胃则生苔，如地上生草也。"地之生草，表示土有生机，"无病之人，常有微薄之苔如草根者，即胃中之生气也。若光滑如镜，则胃无生发之气，如不毛之地，其土枯矣。胃有生气而邪入之，其苔则长厚，如草根之得秽浊而长发也"。热邪转入气分，则有舌苔出现，多为薄白苔。若气热盛，可见黄燥之苔。

（四）营热外达也可从脉象的变化中表现出来

营分证因热伤营阴，血液稠而不充，脉因之变细，又有热

120

迫则数，多为细数之脉。叶天士说："细为脏阴之亏，数乃热象。"营热外透，热退津还、脉充。其脉由细数变为大、缓、浮，都表示营热外透。

（五）出现其他较明显的气分证

如壮热、口渴思饮或知饥索食等，均表示营热外透。这时虽热势较营分证时更高，实为胃阴得复正气抗邪有力，邪热已由营分外达，均为佳象，不必惊慌，按卫气营血辨证论治即可。

营分之热外透而解，有时可不见气分证，直接外出卫分。由于邪去营卫通畅，可见头身微汗出而愈。

上述见症，并不一定同时并见，但以神清、舌质由绛转红为主要标志。

神昏而舌质不绛者（或舌淡），不是营分证，不可按营分证治疗。但在住院病人中，虽热入营分，但由于西医参与抢救，经输液后，营阴得以补充，营热并未外透，故神昏而舌不绛则是例外。治疗时，仍应清营透热，营热外透则神志转清。

实践证明，在营分证的治疗中，透热转气方法用得越早（初入营），效果越好。使用透热转气方法的关键是注意分析邪热入营的原因，抓住气机郁闭之所在，有针对性地选择有效药物，是透热转气的根本。能否使营热透转，是营分证治疗的关键，甚至决定着治疗的成败。

为了提高温病的临床水平，一定要深入研究营分证治及透热转气的规律。

八、选案分析

（一）阴伤邪热入营（赵绍琴医案）

王某，男，79 岁，画家，病历号：170869，1980 年 2 月 17 日诊

病史：持续血尿、尿急已两个月，近两周加重，于 1980 年 2 月 8 日入院。

患者于 1977 年 9 月突然出现无痛性肉眼全程血尿，经膀胱镜检查，诊断为膀胱癌，同年 11 月行膀胱部分切除术。

近两个月来尿频，两周前感冒发烧 39.5℃，五天后体温开始下降，但咳嗽加重，痰黄黏，呼吸不畅，诊断为肺炎。尿频益甚，排尿困难，以膀胱癌手术后尿路感染收住入院。有高血压病史二十余年，血压经常在 200/100mmHg 左右，1980 年右手麻木。

入院时，体温 37.5℃，脉搏 84 次 / 分，血压 137/70mmHg，发育正常；营养中等，神清合作，表浅淋巴结不肿大，肝脾未触及，前列腺两侧叶增大，中间沟消失，表面光滑。

化验：白细胞 4.5×10^9/L，中性 72％，单核 9％，血红蛋白 113g/L，血钠 134mmol/L，血钾 3.76mmol/L，氯化物 588mg％，血糖 127mg％，二氧化碳结合力 47Vol％，非蛋白氮 46mg％；尿化验：蛋白（ ++ ），糖（ ± ）；白细胞高倍视野：白细胞 50~60 个，红细胞 2~3 个。

心电图提示：间歇性、频发性、房性早搏，左前半支阻滞，弥漫性心肌改变。

X线检查：慢性支气管炎，伴有感染表现。

入院诊断：①泌尿系感染，前列腺增生；②膀胱癌手术后状态；③肺炎；④冠心病。

治疗经过：入院后，与抗感染治疗，先后用红霉素、吉他霉素、万古霉素及清热解毒药治疗，但感染未能控制，白细胞增至（9~11）×10^9/L，中性82%，尿化验结果也未见改善，于2月17日邀赵老往诊。

诊时见神志昏沉，身热不退，咳嗽痰黄，气喘促急，形体消瘦，面色黧黑，舌绛干裂中剥，唇焦齿燥，脉细小沉弦，按之不稳，且时有停跳。已数日未进饮食，靠输液、输血维持。

古稀之年，下元已亏，温热既久，阴液大伤，痰热内迫，邪热深入营分。前所服药物（包括抗生素之类）全属寒凉，气机被遏，肺之宣降失常，郁热内迫，营阴重伤，致神志昏沉、舌绛唇焦、咳喘痰鸣、形消脉细，诸症丛起。

治宜养阴增液之法，求其津回脉复，用宣气机开痰郁之品，以冀营热外透。

方药：生白芍15g，天冬6g，麦冬6g，沙参30g，玄参15g，石斛10g，前胡6g，黄芩10g，杏仁10g，黛蛤散12g，川贝粉（冲）3g，羚羊角（冲）0.5g。服两剂。

二诊（1980年2月23日）：上药服后，咳喘皆轻，神志苏醒，知饥索食，脉搏为80次/分。患者欣喜异常，遂吃面汤两碗，鸡蛋羹两份，西红柿加糖一碗。

入夜病情突变，呕吐频作，头昏目眩，血压上升，阵阵汗出，遂又陷入昏迷。诊时见舌绛中剥，两脉弦细滑数，此属食复。一诊后神清知饥，营热已开始外透，本为佳象，然年老久病之体，脾胃俱虚弱，过食难以运化，食滞中阻，气机滞塞，

123

壅遏生热；胃失和降，呕吐频作，复伤阴助热。中焦不畅，郁热上冲，熏蒸包络，且热与痰结，蒙蔽心包，内阻心窍，致病情急转，重陷昏迷，舌绛中剥，阴伤致重之证。治宜甘寒育阴，清心开窍；兼以化滞和胃，宣展气机，入营之热外透乃吉。

方药：生地黄 15g，玄参 15g，麦冬 10g，沙参 15g，牡蛎 30g，石斛 10g，菖蒲 6g，杏仁 10g，黛蛤散 10g，珍珠母 20g，焦谷芽 20g，竹茹 6g。

另：安宫牛黄丸半丸，分两次服，两剂。

药后神志已清，体温正常，血压平稳，心率不快，薄苔见布，两目有神，喘咳皆平。此为内窍已开，营热外透，胃津已回，痰热渐除之象，再以前方进退。

方药：沙参 15g，玉竹 10g，麦冬 10g，石斛 10g，远志 10g，五味子 10g，茯苓 10g，黛蛤散 10g，杏仁 10g，鸡内金 10g。服两剂。

四诊（1980 年 2 月 28 日）：舌绛转红，薄白之苔已生，神清，二便如常。唯皮肤作痒，心烦难以入寐。此乃阴分不足，虚热扰神，拟复脉汤与黄连阿胶汤加减，亦泻南补北之意。

方药：白芍 15g，山药 10g，阿胶 10g（烊化），沙参 15g，白扁豆 10g，远志 10g，海蜇皮 10g，马尾连 3g。

用鸡子黄 2 枚搅匀冲服，三剂。

药后已能下床活动，饮食二便正常，X 线查"两肺吸入"，血化验正常，调理数日，痊愈出院，且恢复工作。

按：本案患者为老年人，本已下元不足，阴液内伤，复感温热之邪，邪热乘虚最易入营，营阴重伤，肺失宣肃，津液不得敷布，停而为痰。阴伤痰热胶结，气机阻滞，入营之邪不得外透。急当甘寒养阴生津，以沃焦救焚。初以白芍、生地黄、麦冬、沙参、石斛等，甘寒生津，滋养营阴兼清营热，且阴液得以补充，以畅血行而使气机输转，即王孟英谓："阴液枯竭，甘寒濡润，不厌其多。"因此时"若留得一分津液，便有一分生机"。本案在治疗过程中紧紧抓住这一关键，注意"刻刻顾其津液"，以保生机不绝。并以前胡、杏仁、川贝、羚羊角等味，开宣肺气且透肺中郁热，使肺得宣降，全身之气始行，为邪热外透创造条件。果然，药后阴复气机得展，肺得宣肃，营热外透，神志转清，喘咳亦平。营热外透，胃气得复，因而知饥索食，病渐入坦途。

二诊为食复。久病阴伤，脾胃虚弱，邪热渐渐入营，营热虽已外透，本应小心调养，避风寒、节饮食，起居皆当小心，不可过劳，以防外邪再伤及食复、劳复。患者年事已高，久病初轻，暴食伤脾胃，致食滞内停，壅遏生热，胃气不得下降，必上逆而致呕吐频作。呕吐伤阴，食滞壅遏闭塞气机，阴伤热炽，气机不得周流，气津不得布散，为热邪蒸炼成痰，痰热上冲，而成蒙蔽心包、堵塞心窍之证而重陷昏迷。食复后，其证较原证为重，赵老除甘寒养阴清热外，又加安宫牛黄丸以清心开窍，并加化滞和胃之品，消食滞畅中焦，合而宣畅气机，开营热外达之路，以便入营之热外透而解，即为透热转气之用。服后舌绛有津，薄苔渐布，神清咳喘皆平，均为营热外透之象。

此前后两次诊治为同一病人，两次昏迷，虽同为营分证，但前者以阴伤为主，后者除阴伤之外，又有痰热蒙蔽心包、堵塞心窍之症，又加清心开窍之品，否则邪热不得外透。可见造成气机不畅，营热不得外透的原因不同，而透热转气的药物也随之而异。

营热一旦外透，神清、脉静、身凉，即按其见症进行辨证论治。

（二）疹毒内陷（董建华医案）

田某，男，2岁，1960年3月12日诊

发烧六天不退，第二天出现麻疹，第四天伴喘促，体温38℃，全身充血性皮疹，中间尚有正常皮肤，两眼结合膜充血，鼻翼翕动，两肺散在细湿啰音。血化验：白细胞7.6×109/L，中性77%、淋巴21%、单核2%。西医诊断：麻疹合并病毒性肺炎。经用青霉素、链霉素、吸氧后，病情不见好转，请中医会诊。

诊时见发烧、呼吸困难，呈潮式呼吸，全身充血性皮疹紫暗不鲜，喉间痰声辘辘，神昏躁动，舌红绛少津，苔黄，脉浮数。

辨证：痰热郁闭，温毒内陷，疹不外透。

治法：凉营开窍，宣肺疹透。

方药：生地黄10g，连翘6g，生石膏12g，丹皮6g，葛根3g，麻黄2.4g，杏仁6g，牛蒡子4.5g，竹沥10g（冲）。

另用安宫牛黄丸1粒化服。

二诊：服上药四剂，安宫牛黄丸2粒，体温转至正常，神志清，疹色已转红润，呼吸转平，鼻稍有扇动，口唇起泡，脉细数。邪热外透，肺气已宣，但心肺余热未尽，继进凉营清热之剂。

方药：生地黄 10g，竹叶 3g，川贝母 3g，黄连 1.5g，杏仁 6g，黄芩 6g，生甘草 1.5g，陈皮 3g。

服两剂后痊愈出院。

按：本案为痰热壅肺，邪热不得外透而内逼深入营分，且热邪灼液成痰，痰热蒙蔽心包，堵塞心窍所致。其证候特点是：①气热尚盛，其因痰浊壅滞，肺气不宣，郁热内闭；②无外达之路的邪热内迫入营（肺闭所致），营热已炽，灼伤营阴；③热灼液成痰，痰热蒙蔽心包，堵塞心窍。其病机为：心包为痰热郁闭，肺为痰热壅塞。治疗除清营养阴外，还应加清心开窍及清宣肺热之品，以使心窍开，营热得以外透而致扰心；开宣肺气，清化痰热，津液布散，不致为热蒸而成痰。

董老以麻杏石甘汤加减，清宣肺热，开宣肺气之郁闭，布津液，化痰浊，开疹毒外透之路而外达；安宫牛黄丸清心开窍，并配养阴清热之品，令内闭之热外透。

药后神志转清，是窍开肺宣，营热外达的重要标志。营热透而未尽，常因营阴伤而未复所致，继而甘寒养阴清热，并配清肺化痰之品，兼清宣肺气以扫余邪。

董老辨证用药，卫气营血条理井然，中病而取效。

临证所见单纯热伤营阴证较为少见，营阴既伤又见心包郁闭、气热炽盛渐伤营阴者最为多见，特别是气机郁闭，热邪不得外透的原因复杂多变，因之作为透热转气作用的药物就应因具体情况而变，并非仅银花、连翘、竹叶之类。认真分析营分证中气机闭塞而使营热不能外达的原因，有针对性地选择相应的有效药物以开气机之郁闭，尽快使营热外透气分而解，是提高营分证治疗水平的关键，绝不可死守固定几味药不变。

（三）卫分证误用汗下致热陷心包

耿某，深秋阴疟，冬初重感异气，寒热呕闷，误下而利。更医亦谓伤寒漏底证，属不治。延至目闭谵语，唇泡齿黑，舌干焦而缩。诊脉左虚数，右弦数。此温邪且病在上焦，只宜轻剂疏解气分，硝黄苦寒直降，与无形弥漫之热邪何干？苍术温燥，劫津助灼，今液涸神昏，邪入心包，急速生津清热，扫涤心包痰阻，庶乎望转机。（选自《清代名医医案精华·林羲桐医话》）方用：犀角（水牛角代）、鲜菖蒲、山栀、鲜生地黄、沙参、姜霜、贝母、麦冬、竹茹。

一服神苏，舌润，热减。因小便短赤，原方加玄参、灯心草、车前草再服，热退索食。颐下肿痛，是名遗毒，由感证初失疏理，乃清解之法，数服而消。

按：本证初起，邪在上焦卫分，本当辛凉轻清，宣肺达邪，所谓"上者，上之也"。误用辛温发汗，伤阴助热，此一之误也。热盛阴伤，最易内陷心包，发表不应，卫分非伤寒表证也，更方用承气加苍术，再之误也。承气苦寒攻下，迅猛直趋下行，戕伤正气，引热入肠，成肠热下利之证。阴液一伤再伤，邪热内闭，漫无出路，必灼液成痰，蒙蔽心包，堵塞心窍，致目闭谵语、唇泡齿黑、舌干焦而缩，病情深重危笃。

本案入营之热不得外透的原因是营阴重伤，心包郁闭。以生地黄、沙参、麦冬甘寒养营阴以清营热，此阴液重伤，气机因之不得周流，亦"甘寒濡润，不厌其多"之意，气机随津液充而渐可输转；又选菖蒲、贝母、竹茹、姜霜之类以涤痰开窍，打开营热外达之路；山栀清三焦之火兼畅气机，合以透热转气。

窍开，气机宣畅，营热外透而神苏；津复舌润，知饥索食，皆营热外透之象。

本案辨证明晰，用药精当，可为营分辨治效法。

第五章　血分证

血分证是温病的深重阶段，病在心、肝、肾。肝肾在下焦，热邪深入肝肾以耗伤肝血肾精为主，又称为下焦温病。

血分证病情深重危笃，可随时危及病人的生命。因此对血分证的治疗要及时、准确，否则贻误病机，会造成严重后果。

血分证有动血与伤阴证之别，病位侧重点不同，治疗也有很大差异。

一、血分证的"耗血"与"动血"

（一）动血证

叶天士谓：入血就恐耗血动血，已明确指出邪热深入血分有热盛动血与邪热伤阴之别，是由邪热轻重程度与病位不同决定的。热盛动血证，病位偏于心肝；耗血证为邪热耗伤肝肾之阴，病位偏于肝肾。此与心、肝、肾的生理功能有关。

心为火脏，主血脉。血液依赖于心脏的功能而在脉中运行，以发挥其营养周身的作用，所以有"诸血者，皆属于心"（《灵枢·五脏生成》）和"心主身之血脉"之说（《灵枢·决气》）。热邪入血，病位主要在心。邪热灼伤血络、迫血妄行，必兼热邪扰心的见症，且较营热扰心为重。

　　肝为风木之脏，主藏血，具有贮藏和调节血液的作用。正常生命活动中的各部分血液分布有一定的数量和比例，一旦外界情况发生了变化，人体受到外来刺激，血液的分布就会发生相应变化而重新调节和分配，以应对外界的变化。当人体在运动时，肝将所贮藏的血液输布出去，以供有关机体需要；而人体休息时，血则藏于肝。所以说"人卧血归于肝"（《素问·五脏生成论》），王冰注之曰："肝藏血，心行之，人动则血运于诸经，人静则血归于肝脏。"可见血热动血多兼动风，是热及心肝的见症。

　　血分证中主要的动血证型有：

　　（1）血热动血：病位以心为主，并及于肝。症见灼热、躁扰昏狂、发斑及一系列出血证，并见舌质深绛。躁扰昏狂，实际是热邪扰心及肝热风动之证。动风证虽不十分明显，但就其一系列出血证也已及肝。

　　（2）血热动风：病以肝为主而及心。以厥阴动风证为主，手足躁扰甚则瘛疭、狂乱痉厥，并应有舌红绛及发斑或出血见症，但出血见症一般较血热动血证为轻。

　　（3）气营血热毒俱盛：病以心肝为主，并及胃肺。症除见热盛动血、动风、心窍郁闭外，并见壮热烦渴、舌绛苔黄燥。若动血证中兼见壮热燥渴、舌苔黄燥者，为气血两燔。

　　（二）耗血证

　　此为邪热耗伤肝肾之阴，其一般有由心肝、心肾阴伤到肝肾阴伤的演变过程。

　　心肝血分之热，既能动血，也能伤阴，其首伤心阴，心阴伤重必及于肾。

肾为水脏，藏精。肾精是人体元气和生命活动的物质基础，所以说"夫精者，身之本也"（《素问·金匮真言论》）。肝木赖肾水滋养，精与血又可互生。血的化生，有赖于肾中精气之气化；肾精则赖于肝血之滋养，因之精血可互生，故有"肝肾同源""精血同源"之说，心阴伤进而发展为肝肾阴伤。

（1）阴虚火炽：病在心肾。此为心火独亢，肾阴不足，水不制火，阴虚火愈炽，火旺更耗阴。证以"壮火"炽而扰心，心烦不得卧为主证。其脉细而数，细为脏阴之亏，数乃热象。

（2）肾阴耗损：病在肾心。此是上证的进一步发展，属"邪少虚多"之证。独亢之心火暗耗心阴，下汲肾水，肾阴耗损，"壮火"已减，病则由心及肾，而以肾为主。症见身热不甚，久留不退，面赤口干，手足心热，舌质干绛，甚则紫晦而干，或神倦耳聋，脉虚大或结代。

（3）虚风内动：病在肝肾，并由肾及肝。肾水大亏，肝木失养，则筋膜挛急而风动，属水不涵木之虚风内动，是心肾阴伤的进一步发展。症见舌干齿黑，心中憺憺大动，手指蠕动，甚或神倦瘛疭，舌绛苔少，脉沉细数，或脉虚，时时欲脱，此为热深厥深之证。其深，为病深入下焦。

（4）邪留阴分：病在肝胆。此余邪深入肝胆血络之中，邪虽不多，但深伏，阴亏正虚不能达邪外出。症见夜热早凉，热退无汗，舌红少苔，脉细略数。此言邪伏肝胆血络中，根据是：①夜热早凉，是少阳往来寒热的变异。少阳病往来寒热，为正邪互有进退所致，此夜热早凉，因正虚邪少。②以青蒿鳖甲汤治之。以方测证，细生地黄、丹皮入血分，配知母滋阴以清热，此血分可通用。主药是青蒿、鳖甲。青蒿苦、微辛、寒、芳香，入肝、胆经，苦寒以清热，芳香以透散，而使肝、胆血络之郁热外透。《重庆堂随笔》说它能"清肝胆血分伏热"，其所谓清，即是使热由阴分透出阳分，所以吴鞠通说："青蒿芳香透络，从少阳领邪外出。"为什么不从太阴、太阳领邪外出？可见邪伏少阳血络之中。鳖甲咸、寒，入肝经，滋阴凉血，以退虚热。吴鞠通称之"入肝经至阴之分，既能养阴，又能入络搜邪"，明确指出其邪在肝之血络。③少阳为枢，肝胆互为表里。余邪欲外达，多取道少阳，但因正气不足，无力达邪，血分之余邪便残留于胆之血络。肝与胆有经脉互为络属，肝之血络郁热则可及于胆。

二、动血的类型及治法

邪热入血，引起"动血"之变，叶天士认为"直须凉血散血"。叶天士用了"直须"二字，给人以"只有""必须""无容争辩"之感。当然此对于温热之邪完全入血分（不兼见卫、气或湿阻、食滞、腑实等见症）的血热动血证，无疑是正确的。但临证中所见，在温病的不同阶段，邪热都可入血，甚至在湿热病中，由于湿阻气机，邪热也可内迫入血，发为"动血"之变，引起不同部位和程度的出血，其治法则不是以"凉血散血"为主。为此，将动血证分为"血热动血"和"郁热动血"两类。

（一）血热动血

所谓"血热动血"，是指邪气完全入血分，不兼卫、气分见症，此多由营分传入血分，常见有以下几种情况：

其一，温热日久，邪热经过卫、气、营而渐入血分。主要是血热伤阴、动血，以发斑多见。素体阴分不足，内热较盛，又感外邪，内外合邪，邪气最易深入，可用化斑汤治之。

其二，热陷心包，内窍郁闭，邪热内迫，最易入血，此热势很重，可有吐血、衄血、便血、尿血及发斑之症，热势高，病情危重，可发为内闭外脱之变，宜用安宫牛黄丸、犀角（水牛角代）地黄汤治之。

其三，温病初起，误用辛温发汗之法，伤阴助热，邪热内陷，伤阴动血发斑，或见其他动血证，可用化斑汤、犀角（水牛角代）地黄汤治之。

上述任意一种情况，只要兼动风者，皆属血热动风，可加羚角钩藤汤或用紫雪治之。

（二）郁热动血

所谓"郁热动血"，是指入血之"热"，阻滞气机，被逼迫而致。其虽有"动血"之变，但伤阴不重，邪热仍有外达之机。只要据其兼证，采取相应的方法排除"郁"的原因而宣展气机，使内迫之热外达，出血即止，这是以治兼证为主，并非"直须凉血散血"。其主要情况有：

1. 卫分郁闭，邪热入血动血

在卫之邪，本当疏卫宣解而外达，所谓"在卫汗之可也"，但因肺卫郁闭不开（临证所见多为过早用寒凉、滋腻所致），无外达之机的卫分郁热势必内迫而里趋，适逢阴虚内热之人，热邪乘虚深入血分，邪热迫血外涌，发为动血之变。因卫分属手太阴，热邪多易灼伤肺络而多见衄血和发斑。《温病条辨》上焦篇第 11 条："太阴温病，血从上溢者，犀角（水牛角代）地黄汤合银翘散主之。"吴氏将此衄血列入上焦篇，并以犀角（水牛角代）地黄汤合银翘散治之。犀角（水牛角代）地黄汤虽为凉血散血，但用银翘散即为宣疏肺卫，所谓"败温毒"，令血分之热从肺卫宣解，并非"直须凉血散血"。可见，此并非纯血分证，而是卫血分同病，其临证应兼见卫分证，如苔薄白微黄、高热无汗、咳嗽喘息、脉浮数等肺卫郁闭见症。

2. 气热入血

气分证虽热势壮盛，但气分之热皆有外达之机，治疗中应注意达邪外出，切勿令其内闭，否则气分未罢，邪热入血动血，此为气血两燔，亦并非纯血分证。治疗应气血同治，不可一派凉血散血之品。

无形热盛，邪热入血。气热灼津，蒸蒸发热，汗出热不退，多表示热邪外达之路不畅，热邪常可深入血分。气热源源直涌血分，热迫血妄行，多为发斑。《温病条辨》中焦篇第20条："阳明斑者，化斑汤主之。"阳明外合肌肉，热伤血络，血从肌肉外发而成斑。

本证气热壮盛，血热由气热所致，欲凉血而清血热，必首撤气热，以切断入血邪热之源。所以化斑汤用白虎之生石膏辛凉清气，以达热出表，实际上开达了血热外散之路，此是"化斑"的主要原因，治疗应加凉血、养阴之品。此属气血同治，亦并非"直须凉血散血"之用。

至于阳明腑实，腑气不通，郁热内闭，迫而入血而呈发斑之变，治疗急以通腑泄热，佐以凉血之品，亦为气血并治之法。

以上除动血证外，当见气分证，如壮热、烦渴、舌红苔黄燥或焦黑起刺、脉洪大或沉实有力等见症。

3. 湿阻气机，郁热内迫，入血动血

外感湿热邪气，或素体湿盛，复感温热之邪，外热与内湿相合，湿阻气机。初起邪在上焦，阻滞于卫气之分，流连于三焦之中，应以辛微温芳香宣化方法，化湿浊、开肺气、畅三焦，令其湿开热透。三焦通畅，湿或从汗泄，或从小便而去，热随湿解。

因治疗不当，过早用寒凉滋腻，湿遇寒凉则凝涩不化，甚则成冰伏之势，热邪为湿所遏而不得透散宣化，郁而愈炽，多内迫深入而发为动血之变。此时若见出血而用一派凉血之品，气郁益甚，必导致出血不止。此虽"动血"，但热为气机郁闭内迫而来。内迫者，不得已所致也，一有机会或迫之不甚时，热即外出。此伤阴不重，治疗不在凉血散血，关键在于开郁热外达之路，除"内迫"之因，而"解放"血热，使之从外尽出。血热外达，出血立止，"用药如用兵"之语含意深远。选方用药，意在祛邪。祛邪必给邪以出路，才能轻而取胜。否则采取压抑、限制、层层包围的方法，邪无退路，必作殊死之争，则将贻误病机，变证遂生。

病案举例

马某，男，32 岁，1983 年 8 月 25 日诊

主诉：因感冒发热而用安乃近、青霉素等治疗，发热不退反引起鼻出血，用卡巴克洛血、酚磺乙胺等，血不止，请中医治疗。医谓"入血就恐耗血动血，直须凉血散血，不易之法"，遂以紫雪，并用犀角（水牛角代）、羚羊角、生地黄、丹皮、赤芍等，血仍不止，无奈改请西医用"焊血管法"，强迫止血。鼻血虽止，但病人不能活动，稍一低头，血即从口中流出。病已二十余日，欲往省城转院，但路上需十几个小时，病情急重，家属心急如焚，邀余诊视。

诊时见体温 38.5℃，舌红苔薄白腻，脉濡按之弦细，神清、胸闷，一身沉重无力，烦躁，二便如常。

辨证：湿热郁阻上焦，寒凉闭塞气机，郁热内迫入血。

治法：散寒化湿，宣展气机，以清透血热。

方药：苏叶 10g，炒山栀 10g，佩兰 12g，防风 6g，炒荆芥 10g，茅根 30g，芦根 30g。嘱服两剂。

上药服一剂热已退，两剂血止而愈。

按：本案初起属暑温夹湿，邪在上焦，当芳香化湿，辛凉清热解暑，令湿化热清即愈。但屡用寒凉，闭塞气机，湿郁不开，邪热内郁，郁热被迫入血。日久郁热愈炽，灼伤血络，若不速予化湿开郁达邪，则血妄行无羁。可见其治疗重点不在凉血，而在开郁化湿。苏叶、防风、炒荆芥、佩兰在于散寒开闭化湿，以宣展气机；茅根、芦根宣畅三焦水道以利湿而助气机之宣展；茅根兼能凉血，荆芥炒后可兼入血分，宣通血分郁滞而便于血热外达；山栀清三焦之火下行。诸药使湿开热透，血热外达，衄血即止，并非以凉血散血为主。

三、凉血与散血

凉血散血，是治疗血分证的基本方法。凉血，主要对血热动血而言；散血，主要为血瘀而设。

热邪入血，迫使血流加快，随着热势加剧，血液便可溢出脉外，形成各种出血证，即"热灼伤血络，迫血妄行"。此血因热而动，动血是现象，血热则是原因。所以治疗不是一味止

137

血，而是凉血，治动血之因，热清血凉自止。

凉血，即是清血分之热。据其不同情况可用"辛凉清润"或"苦寒咸寒"之法。邵新甫说："若温风暑热怫郁而动血外溢者，用辛凉清润等剂……若火邪极甚，而载血上泛者，有苦寒、咸寒之法。"其"辛凉清润"，实开郁散血中之热法。"苦寒咸寒之法"，是"热淫于内，治以咸寒，佐以甘苦"（《素问·至真要大论》）的运用。咸寒直清血热，并能填补真阴；苦寒清热泄火，增强清泄血中热毒之力；甘寒养阴以清热，热去则血静而归经，动血之证自除。热盛动血，只能清热凉血止血，不可用炭类药收涩止血。炭类药虽能止血，但其固涩闭邪，血虽止而热内闭，内闭反使郁热增重，必将造成更大的出血，此应引起临证的注意。

散血，主要为瘀血而设。其瘀血形成的原因主要有：①热邪入血，热迫血行，热邪灼伤血络，离经之血致瘀，瘀血又阻滞气机，使郁热不得清，而致出血不止。凉血之中必须加活血化瘀之品，散而消之。②"素有瘀伤宿血在胸膈中"，其"瘀血与热为伍，阻遏正气，遂变如狂发狂之证"（叶天士），为瘀血与邪热互结而成蓄血证，必须加活血化瘀之品以消之。③温热邪入血室而致瘀，如王孟英所说："温邪热入血室有三证：如经水适来，因热邪陷入而搏结不行者，此宜破其血结；若经水适断，而邪乃乘血舍之空虚以袭之者，宜养营以清热；其邪热传营，迫血妄行，致经未当期而至者，宜清热以安营"，均有不同程度的瘀血存在。④邪热伤阴，使血中津液匮乏，血液浓度增大，血液黏稠，黏滞不畅，引起血液流变学的改变，其流速减缓，即是新的瘀血。这时血分之热又可与新的瘀血相搏结，在人体的某些部位（如胸膈、少腹等）出现热与血结之证。如少腹急痛坚满、拒按，大便色黑而畅，小便自利，神志如狂或发狂，口干不渴，或饮水不欲咽，舌质紫暗等。叶天士说："夏月热久入血，最多蓄血一证，谵语、昏狂，看法以小便清长，大便必黑为是。"据上所述，散血的含义：

其一，活血以祛除有形之瘀血，可用红花、桃仁、赤芍、丹皮、琥珀等。

其二，滋阴养血以畅血行而祛除无形之瘀血，血液黏滞而使其流速减缓，并非活血化瘀之品所能奏效，必须以甘寒养阴生津之品滋阴养血，以补充血中之津液，降低血液浓度，减小其黏腻性，使血畅行。此甘寒养阴即为散血之用，药如生地黄、麦冬、玄参、石斛、天花粉、西洋参之类。《温病条辨》中谓："地黄去积聚而补阴。"所谓"积聚"，即是血中津液耗伤，使血浓稠，黏滞而使血流减缓的瘀血证。《本草考汇》中说："地黄，《本经》主治首举伤中，逐血痹。""夫瘀者，闭而不通也，随其血而不通为病。""逐者，俾其流通者也。""血中有瘀，则骨髓不满，肌肉不长，筋脉断绝。""若填满，若生长，若接续，皆克成血液之流通者也。"所谓"筋脉断绝"，实为血中阴亏津液匮乏，血行不畅，因而不能"填满""生长"和"接续"。治之必须用甘寒补充血中津液。考《伤寒论》113方，复脉汤中用地黄、麦冬，亦甘寒养阴生津以畅血行之意。

温病耗血，阴伤脉空，可见脉结代，用甘寒濡润生津，重在复脉中之阴。若热已伤及肝血肾精，当加血肉有情之品以填补下元，如鳖甲、龟板、阿胶之类，滋阴以补精血，所谓"精不足者，补之以味"。

其三，宣郁滞以畅血行。血热以凉血为主，凉血之品以咸寒、苦寒为主。寒凉易凝滞气机，所谓"寒则涩而不流"，而使血热不易清，在大队凉血之品中加入散血之味，宣畅气机，便于散瘀清热，宁络止血。临证有效药方皆是这样配伍的，如犀角（水牛角代）地黄汤中用丹皮，其辛寒，既能清热凉血，又能宣畅血中瘀滞，有凉血、散血之功。

四、动风证中邪热有深浅之别

《素问·至真要大论》谓："诸风掉眩，皆属于肝。"肝为厥阴风木，主筋藏血，其性善动。温病中动风之证，既有虚实之分，又有邪热的深浅层次之变。热盛动风为实，虚风内动属虚。

在卫气营血和湿热病中，只要热盛淫及于肝，肝热筋急则风动。但据其兼证带有不同阶段的证候特点可以辨认，温病后期，肝肾之阴大伤，水不涵木，筋失濡养，则出现虚风内动。其虽也属于肝，但治法不尽相同。

（一）卫分郁热动风

温病初起，虽邪在肺卫，但邪不外透，郁热内迫，淫及于肝，肝热风动，手足抽搐。辨认之法，其兼有卫分证，如舌尖边红、苔薄白、脉弦细数，有时兼见咳喘之证。治宜疏散肺卫，兼以凉肝息风。药如银翘散、桑菊饮与羚角钩藤汤加减化裁，用药不可过于寒凉滋腻，以防邪热内闭。此以春季小儿感冒多见，春属厥阴风木，阳气升发，邪气内应于肝胆，小儿后天未充，脏腑娇嫩，易虚易实，卫分郁热内迫，常可引动肝风。

病案举例

张某，男，3 岁，1986 年 3 月 12 日诊

父母代述：近来感冒发热，体温达 38℃以上即抽风，并逐渐加重。

前天感冒发热，服用小儿清热冲剂、小儿退烧片等药，热势虽减，但夜间抽风仍不断发作。

诊时见精神不振，舌红起刺，苔白而干，指纹色紫暗，已越风关，脉弦细而数，体温 37.5℃。

辨证：卫分郁闭，郁热淫及于肝，引动肝风。

治法：清疏肺卫，透热息风。

方药：桑叶 6g，菊花 6g，淡豆豉 3g，炒山栀 6g，蝉衣 3g，僵蚕 6g，白茅根 15g，羚羊角（冲）0.1g。嘱服两剂。

数月后，又感冒发热动风，前来邀诊。告之：上药服后抽搐即止，但发烧仍作，虑其肝肾之阴不足，除上药加减服用外，又书一方，嘱其不感冒时服用。

方药：芡实米 6g，旱莲草 6g，女贞子 6g，防风 3g，炒荆芥 3g，西洋参 0.5g，白茅根 20g。

感冒愈后，继服上药两周，后再感冒发烧偶见抽搐，其势已轻，后逐渐至愈。

按：本案小儿肾肝之阴不足，感冒初起，虽邪在卫分，但郁热内窜即引动肝风。疏散郁热息风以治标，滋补肝肾之阴而图本。此标本兼固，发作时治标，平时治本，逐渐收功。补益肝肾之法，不宜在发热时用，以防助热。

（二）气分热盛动风

此为气分邪热炽盛，引动肝风。可分为无形热盛、有形热

141

结引动肝风。临证除动风证外，还兼有气分无形热盛或有形热
结的见症。治疗均应以清气热为主，气热外达，肝热即除，动
风立止，宜少佐凉肝息风之品，以白虎汤或承气汤合羚角钩藤
汤加减化裁。

（三）肝经热盛动风

即羚角钩藤汤证。此为肝经热盛，致筋脉挛急而动风，
仍属气热动风，其根据是：①无营热、阴伤见症；②热壮
盛、舌苔燥，是有外达之机的气分之证，并非营血分之灼
热；③用药重在清气，并非以清营凉血为主。羚羊角咸、寒，
入心、肝、肺经，主清肝火，兼清心肺，主要是清气分之热，
兼走血分。《本草逢源》中说："诸角皆能入肝，散血解毒，而
犀角（水牛角代）为之首推。故痘疮之血热毒盛者，为之必
需；若痘疮之毒，并在气分，而正面稠密，不能起发者，又须
羚羊角以分解其势，使恶血流于他处，此非犀角（水牛角代）
之所能也。"可见羚羊角偏走气分，犀角（水牛角代）偏走血
分。钩藤甘而微寒，善清肝与心包之火，使邪热外透；生地
黄、白芍、炙甘草酸、甘寒，养阴以缓肝急，其余也皆气分之
药，可见羚角钩藤汤证为气热动风证。

（四）营热动风

营热动风，以热邪入营、耗伤营阴、内陷心包而引动肝风
最为多见。治疗是清营养阴、清心开窍与凉肝息风并用，可分
别用清营汤、安宫牛黄丸合羚角钩藤汤，热陷心包引动肝风亦
可与紫雪。若动风证中又兼血分证者，属血热动风，可以犀角
（水牛角代）地黄汤合羚角钩藤汤加减。

（五）虚风内动

为温病后期，肝肾阴伤，水不涵木所致，此为虚证，已如前所述。其抽动之力也较热盛动风为弱。治疗则用填补下元方法如三甲复脉汤、大定风珠之类以滋阴息风。

（六）湿热动风

湿热夹风，入于络脉，筋急风动，可见口噤、四肢拘急，甚则角弓反张，其舌苔多白腻。治宜化湿通络，祛风清热。药勿寒凉，以防闭湿，如薛生白《湿热病篇》列"鲜地龙、秦艽、威灵仙、苍耳子、滑石、丝瓜络、海风藤、酒炒黄连等味"，以宣通络脉。

病案举例

梁某，男，37岁，1974年9月11日初诊

主诉：汗出淋雨，又卧湿地休息，晚上发热，次晨四肢强直，不能转侧，语言不清，体温38℃，舌尖红，苔白腻，脉弦滑细。

辨证：湿热夹风入络，引动肝风。

治法：化湿通络息风。

方药：荆芥10g，防风10g，大豆卷10g，丝瓜络10g，佩兰10g，杏仁10g，草豆蔻3g，炒地龙10g，茅根30g，芦根30g，钩藤10g，白蒺藜10g，景天三七20g。嘱服三剂，渣煎汤并洗。

经服药，渣煎汤并洗，两天后即四肢灵活如初，发热即愈。

按：此为汗出腠开，湿热夹风入络脉，湿热蕴郁，表气不

畅，解表祛风，兼疏化湿热，湿去热清，诸症悉愈。病本轻
浅，用药宜轻。

五、选案分析

（一）郁热动血（赵文魁医案）

赵文魁，字友琴，系赵绍琴教授之父。清光绪三十年时
任为御医，后为太医院院使（院长）。头品花翎顶戴，主管太
医院，兼管御药房、御药库事务，擅长温病及内科杂病。

某王府之长孙，3 岁，1920 年春月诊

身热鼻出血已三四天，曾邀诸名医往诊。众说纷纭，有谓
出血者，应予凉血泄火；有谓伤寒误汗而热势增重者，然其处
方皆为炭类药物，以黑能止红故也。俱不效，又请德国医生狄
伯尔大夫，以新法"电焊血管"。手术后鼻血虽渐止，不日血
竟从口中涌出，其势如喷，发热也有增无减。病家心急万分，
急邀御医赵大人往诊。

其脉弦细小数，滑疾不静，指纹色紫，已至命关，无泪干
咳，阵阵腹痛，舌质红绛，尖部起刺，舌苔黄厚干而无津，口
腔上腭有红点显露。证属风温蕴热，内迫营血，误服辛温，津
液重伤，卫营合邪，外发为疹。郁热不得宣泄，上迫作咳，血
溢于上，发为鼻出血，且胃肠积滞互阻，邪热内闭，火热至
深，邪无出路。急以升降散开火郁之闭，兼以活血凉营、化滞
导热下行，希图营热减，疹外透，衄血止。

方药：蝉衣 6g，僵蚕 9g，片姜黄 6g，鲜茅根 30g，鲜芦

根 30g, 炒牛蒡子 2.1g, 犀角（水牛角代）粉（冲）0.3g, 紫雪 1.5g。一剂。

并嘱其家属曰：药后三小时，若疹出衄止，见腹中痛、大便下，即刻通知，予以更方。

患儿药后安睡至晚六时许，全身疹出，身热略减，神志安静，鼻出血已止，腹中微痛，且大便一次。

二诊：次日药后身热渐减，疹出甚密，两目眵封，精神清爽，鼻出血未作，昨日安睡通宵达旦，皆佳象也。今诊两脉滑数，二关仍属有力，舌苔根黄尖红，指纹虽紫，但已退至气关，咳嗽较前减轻。仍以开郁闭、泄营血之热，急急透疹为务。辛温香燥皆非所宜，并嘱避风寒、节饮食，防其热盛增惊。

方药：僵蚕 9g, 蝉衣 3g, 炒牛蒡子 3g, 杏仁 6g, 片姜黄 6g, 鲜茅根 30g, 鲜芦根 30g, 黄芩 6g, 玄参 12g, 川贝母 3g, 紫雪（分服）0.9g。两剂。

三诊：两天后疹出已透，身热大减，眠、食俱安。脉象中取滑数，唇红苔化，咳嗽减轻，大便每日一次。此气机通畅，营血之热外达。再以泄化余热，和营养阴，畅达气血为治。

方药：沙参 9g, 川贝母 3g, 细生地黄 12g, 玄参 12g, 赤芍 9g, 鲜茅根 30g, 焦山楂 9g。

上药服数剂渐安。

按：本案为肺卫郁闭，郁热内迫营血，邪热灼伤血络，迫血妄行致衄，又有疹点外现，实为卫营血同病。其气机郁闭于卫分，治疗重在开宣肺卫，佐以清营凉血之品。只要郁开热透，衄血即止。

不可一见出血就急于止血。本案若以大堆炭类药物止血，血虽止而热内闭，隐患无穷。德医狄伯尔虽用"电焊血管"法将血管封闭，似暂能有效止血，但郁热未清，营热未透，卫气郁闭未开，郁热仍可灼伤血络，导致其他更严重的出血，其无异于炭类药收涩止血方法。

赵大人以咳嗽、上腭疹点外现，认定为卫营血同病，郁热由肺卫郁闭所致。故以升降散加牛蒡子疏肺卫而宣畅气机，开郁热外达之路而使疹外透；又以犀角（水牛角代）、紫雪清营凉血，泄热定痉，以灭邪热上炎之威；白茅根凉血兼畅三焦，使营血分之热外泄，热透衄止。病后阴伤，又以甘寒养阴、增液清热方法而善其后。

其病位广泛，遍及卫气营血，用药必须兼顾。宣肺卫不能过散，清气热不可过凉而闭塞气机，清营凉血透热又不可滋腻留邪，非灵思巧构，全面考虑，将达不到很好治疗效果。

（二）热盛动血（金子久医案）

金子久，名有恒，浙江桐乡大麻镇人（1870—1921）自南宋以来，世代业医。一生忙于诊务，无暇著述，遗《问松堂医案》一册。他是一位重视临床实践，很有造诣的医学家。

天暑地热，经水沸溢，上见吐衄，下见崩漏，血去之后，营阴大耗，暑热乘虚羁入营分，是以身热暮剧、口渴引饮；肝阳乘扰阳明，烦闷气逆懊侬，脉左部弦芤，右部大小不匀。当清营通络，佐以潜阳平木。方用：犀角（水牛角代）尖、鲜生地黄、赤芍、丹皮、连翘、黑山栀、橘红、参三七、广郁金、石决明、牛膝、白茅根。

　　按：本案吐衄、崩漏并见，且口渴引饮、烦闷、气逆懊
恼，明显为气分郁而不畅，郁热内迫动血之证。动血虽重，但
实为邪热内迫，与热邪完全入血不同。邪热有外达之机，治疗
一定要注意宣气机开郁以达邪。本案以犀角（水牛角代）地黄
汤凉血散血，并以三七、茅根等以增强凉血散血之力，又以石
决明、牛膝等平肝潜阳，以镇上炎火势之威，防止动风之变。
关键是以山栀、连翘、郁金等宣展气机，开邪热外达之路，使
之外达是提高凉血之力的重要方法。

　　（三）热耗真阴（叶天士《临证指南医案》）

　　张某，舌绛裂纹，面色枯槁，全无淖泽，形象畏冷，心中
热焚，邪深竟入厥阴。正气已经虚极，勉拟仲景复脉汤，合乎
邪少虚多法。复脉去人参、生姜，加甘蔗汁代水煎。

　　因热病误投表散消导，正气受伤，神昏舌强，势如燎原。
前进复脉法，略有转机，宜遵前方去桂加参，以扶正气为主。
复脉汤去桂加人参、甘蔗汁代水煎药。

　　虽进甘药颇安，但阴液已涸，舌强音缩抚之干板，较诸以
前龈肉映血有间，小便欲解掣痛，犹是阴气欲绝。欲寐昏沉，
午后烦躁，热深入阴之征，未能稳许愈期也。

　　方药：生白芍、炙甘草、阿胶、鸡子黄、人参、生地黄、
麦冬、炒麻仁。

　　按：本案热邪灼阴而深入下焦，阴精耗损，正气虚衰，邪
少虚多。温病阴伤至此，急当救阴，以加减复脉汤迭进，阴复
或可挽救于万一。病略有转机，又加人参，以扶正气。此叶氏
示人以法，为温病临证理论指南。

　　温病伤阴，邪热久羁，深入下焦，阴枯液涸，多为失

治、误治所致。病已至此，拟方亦勉尽人力。追前虑后，温热传变，应以卫气营血为据。卫气营分均未误治，何至此危重之极。

第六章　卫气营血治法和辨舌关键

叶天士《外感温热篇》曰："大凡看法，卫之后方言气，营之后方言血。在卫汗之可也，到气才可清气，入营犹可透热转气，如犀角（水牛角代）、玄参、羚羊角等物，入血就恐耗血动血，直须凉血散血，如生地黄、丹皮、阿胶、赤芍等物。否则前后不循缓急之法，虑其动手便错。"此段文字一直被认为是"卫气营血证候的不同治法"。只要我们留心阅读全文，就不难发现，此并非论治法，而是提出了卫气营血四个阶段治法中的关键，强调指出了容易被临床所忽视、错误理解和犹豫不决的几个重要问题。其直接关系临床水平的提高，对治疗的成败有时起决定作用。

叶天士在原文不同地方，分别提出卫气营血四个阶段的治法如下。

卫分："在表初用辛凉轻剂。夹风则加入薄荷、牛蒡子之属；夹湿加芦根、滑石之流，或透风于热外，或渗湿于热下……辛凉散风，甘淡驱湿……上者上之也。"

气分："若其邪始终在气分流连者，可冀其战汗透邪，法当益胃，令邪与汗并，热达腠开，邪从汗出……再论气病有不传血分，邪留三焦……此则分消上下之势，如近时杏、朴、苓等类，或如温胆汤之走泄……脘在腹上……按之痛或自痛，或痞胀，当用苦泄……必验之于舌，或黄或浊，可与小陷胸汤或泻心汤。"（舌）黄甚，或如沉香色，或如灰黄色，或老黄

149

色，或中有断纹，皆当下之，如小承气汤，用槟榔、青皮、枳实、玄明粉、生首乌等。若未见此等舌，不宜用此等法……上焦气热灼津，急用凉膈散，散其无形之热。"

营分："（热伤营阴证）营分受热，则血液受动，心神不安，夜甚无寐，或斑点隐隐，即撤去气药，如从风热陷入者，用犀角（水牛角代）、竹叶之类；如从湿热陷入者，用犀角（水牛角代）、花露之品，参入凉血清热方中。"（凉血清热方中，即清营养阴方中）

"（热陷心包证）舌绛而鲜泽者，包络受病也，宜犀角（水牛角代）、鲜生地黄、连翘、郁金、石菖蒲等。或平素心虚有痰，外热一陷，里络就闭，非菖蒲、郁金所能开，须用牛黄丸、至宝丹之类以开其闭。"（提出清心开窍法）

血分："再有热传营血，其人素有瘀伤宿血在胸膈中，夹热而搏，其舌色必紫而暗，扪之湿，当加入散血之品，如琥珀、丹参、桃仁、丹皮等。""（舌）绛而不鲜，干枯而痿者，肾阴涸也，急以阿胶、鸡子黄、地黄、天冬等救之。"

"在卫汗之可也"，实际是指出了卫分阶段（尚未涉及气、营、血），只要用"辛凉轻剂"。"夹风者"，再加入薄荷、牛蒡子一类疏风之品；"夹湿者"，再加入如芦根、滑石之类的渗湿之味，使风外透、湿下渗、邪去汗出就可以了。

"可也"，寓意在卫分证的治疗中，千万不要误汗、过汗。自汉代以来，皆以伤寒之法治疗温病，误用辛温发汗，伤阴助热，病不解而变证丛生，《伤寒论·太阳病篇》谓"太阳病，发热而渴，不恶寒者为温病。若发汗已，身灼热者名风温"，即是温病误用辛温发汗的变证。吴鞠通《温病条辨》中告诫道："太阴温病，不可发汗，发汗不出者必发斑疹，汗出过多者必神昏谵语。"即是对叶氏"在卫汗之可也"不可误汗思想的阐发。另一方面，叶氏提出邪在卫分其治法是"初用辛凉轻剂"，又指出"在卫汗之可也"，是对"辛凉轻剂"的用法、程度的限制和说明。无非是说，即使使用辛凉轻剂，也只能用到邪去汗出就可以了，不能过用。吴氏立银翘散，其在方后注之曰："病重者约二时一服，日三服，夜一服……病不解，作再服。"其谓"病不解者，作再服"，亦即"汗之"，邪去可也，不必再服，实为"汗之可也"的具体运用。

"到气才可清气"，并未指出气分证的具体治疗方法，也并非说气分证必须清气，而只是说只有"到气"时，"才可清气"。是对清气法使用范围的限制性说明，实际上是强调了清气法使用不可过早。其意包括两个方面：①不到气分，不可清气。因在温病临床上，邪在卫分误用寒凉（辛寒、苦寒），使卫分气机凝涩，热邪不得外透而成寒凝、冰伏，逼邪深入，或成高热、低热不退而给治疗造成困难者极为多见。叶氏用"到气才可清气"，是为了告诫人们，不到气分，不可清气，避免过早使用清气方药。王世雄、章虚谷等温病学家对此做了进一步的发挥，王氏说："所谓清气者，但宣展气化以轻清。"章氏谓："清气不可寒凝，反使邪不外达而内闭，则病重矣。"即使邪已到气分，清气也不可寒凝，应注意宣展气机，达邪外出。因气分证邪气均有外达之机，只要气机宣畅，邪热即可外达而解。②邪气已过气分而入营，就不应以清气为主了。

"入营犹可透热转气"，邪热入营，营热阴伤，治疗应以清营养阴为主，但千万不要忘记，还要透热转气。透热转气，实际上是营分证中宣展气机的方法。在营分证的治疗中，应根据造成气机不畅营热不能外达的原因，有针对性地加入一些有排除障碍、宣展气机作用的药物，开营热外达之路，使已入营之热复转出气分而解。此可扭转病机，终止病程，在营分证治中，有时起决定成败的作用。

卫分、气分多为功能障碍性病变，气机阻滞容易被人们重视，而营分属阴，"营分受热，则血液受劫"，主要是营热和阴伤，在治疗中，人们往往只注意清营热、养营阴，而容易忽视还有气机不畅，忘记用宣畅气机之品，开营热外达之路，使已入营之热透出气分而解。所以叶氏用了"犹可"，即"还可""尚可"之意，提醒人们对营分证的治疗，除清营、养阴之外，千万不要忘记还要透热转气。只要注意阅读叶天士《临证指南医案》及清代以来治疗营分证的成功病案，就可以发现其用药均由清营热、养营阴、透热转气三部分药物组成，而透热转气的药物，随造成气机不畅的原因而变。至于"犀角（水牛角代）、玄参、羚羊角等物"，我们认为其只有清营养阴的作用（玄参咸寒可养阴），并无透热转气之能。

"入血就恐耗血动血，直须凉血散血"，实际上是指出了血分证治容易犹豫不决的问题。邪入血分，病情深重危笃，究竟还能不能用清气或凉营透热的方法呢？临证常会犹豫不决。叶氏用了"直须"二字，即是强调指出，邪一旦深入血分，就不要考虑别的治疗方法了，赶快凉血、散血。要迅速、及时、果断，千万不要犹豫。

综上所述，我们认为，原文"在卫汗之可也，到气才可清气……入血就恐耗血动血，直须凉血散血……"并不是卫气营血四个阶段的治疗方法，而是强调指出了四个阶段治疗的关键问题，即：在卫，发汗不可过了；到气，清气不可早了；入营，透热转气不要忘了；入血，凉血散血不犹豫了。这也是前后缓急之法中的关键，应引起临证者认真的思考。

温病既有温热与湿热之别，温热又有卫气营血之分。其病的性质、深浅多可从舌质与舌苔的变化中反映出来，因之汪切庵说："大抵温病诊舌为要。"

卫气分的病变多表现为舌苔的变化，营血分的病变则以舌质的变化为主。

湿热病舌苔必腻，由舌苔与舌质的变化可确定湿与热的多少。

食滞内停，舌苔垢厚而腻。

舌边尖红，苔薄白者，不论病程长短，热势高低，但邪气仍在卫分。

舌边尖红，苔薄白而腻者，为温热夹湿或湿温初起，邪在上焦。

舌红而瘦，苔薄白者，属素体阴分不足，又感温热之邪。

舌苔白厚而腻者，属兼湿滞内停。

舌苔黄白相兼，或白苔上罩有微薄黄苔垢者，为邪介于卫气分之间，渐入气分。

舌红，苔黄燥乏津或焦黑起刺者，为气分有形热结之证。

舌红，无苔，热轻而渴，为气分后期肺胃阴伤之证。若舌红润者，为湿热病后期，湿化未净，热清而未尽之证。

舌红，苔黄腻而厚者，为湿热蕴郁中焦，兼有食滞内停之证。

舌绛，苔白腻者，为湿热阻遏上焦，邪热内迫入营之象。

舌绛，苔黄燥者，为气营两燔。

舌绛，苔黄腻者，为湿热内盛，湿闭气分，邪热内迫入营血。热入营分，伤及营阴，则舌绛无苔。舌绛而鲜泽者，热入心包。

舌绛而干瘦者，下焦温病。

因此，舌苔与舌质的变化常给临床辨证用药提供根据，并可预测病之进退，临证者千万不可忽视。

第七章　湿热病与三焦辨证

　　湿热病临证极为多见，其包括湿温、伏暑及温热夹湿（即温热病中兼湿者）。

　　湿为阴邪，属水之类，必沿三焦水道而下行，因此湿阻气机，也多阻滞于三焦之中。

　　湿热病为湿与热合邪致病。湿为阴邪黏腻而阻滞气机，热为阳邪伤阴又蒸湿，二者合邪致病，湿阻热郁。热为湿阻，郁而热愈炽；湿为热蒸，渐成弥漫之势。因此，湿热病病位广泛，常呈弥漫三焦之势，临证虽以上焦、中焦或下焦为主，但三焦证常同时并见。

　　脾为湿土之脏而居中焦，其性喜燥恶湿，因而湿邪也最易困脾而阻滞中焦，影响三焦气机的升降出入，所以湿温病多以脾胃为中心而湿热弥漫三焦。

　　湿温病为湿热阻滞三焦所致。内湿素盛之人，日久湿郁生热，也可影响三焦气机升降，其虽不是湿热病，但却具有湿热病的某些特点，也可用湿热的辨治方法治之。湿热病的辨治方法，在临床上有普遍意义。

一、湿邪的产生及其犯人的途径

　　湿有内外之分，但只要侵入人体，复与热合，阻滞气机，均为湿热。

内湿的产生，"从内生者，皆由脾阳之不运"(《临证指南医案》)。其可分为脾虚不运、食滞中阻、寒凉戕伤中阳。

脾胃虚弱，阳气不足或寒凉戕伤中阳，脾之升运之力不足，不能运化水谷，致使水谷精微内停而为"湿饮"，此即脾虚湿自内生。

多食肥甘厚味及不易消化的食物，使湿自内生。甜味入脾，油重厚味多阻滞气机，影响脾胃升降，或食滞中阻，中焦升降不行，都可使湿自内生，应属"脾实生湿"。因此可以说"食滞可致湿阻，湿阻必致食滞"。

外湿的产生，"若从外而受者，皆由地中之气升腾"(《临证指南医案》)。热蒸地湿上腾，空气潮湿，可为"雾露雨湿"。人或涉水淋雨，或居处潮湿，呼吸触受，湿邪便可从口鼻、皮毛侵入人体。

"雾露雨湿，上先受之；地中潮湿，下先受之"(《临证指南医案》)。若夏秋之交，阴雨绵绵，天气炎炎，热蒸地湿，弥漫空间。人汗出腠开，湿热既可上受于口鼻，"由募原以走中道"(《临证指南医案》)；亦可由表而伤，湿阻于肌肉，虽以口鼻吸入与从皮毛而入并见，但以口鼻受邪为主，所谓"湿热之邪，从表伤者十之一二，由口鼻入者，十之八九"。病初邪在上焦，湿遏卫气，阻滞三焦，弥漫肌肉，与风温卫分证温热之邪郁阻肺卫不尽相同。

二、温热夹湿与湿温的形成

温邪本有温热、湿热之分。温热伤阴，病由卫气营血而逐步深入；湿热阻滞气机，而沿三焦水道下行，病渐渐自上而下传变。

湿热之邪致病，又有湿温与温热夹湿之别。

湿温病，虽多因感受湿热邪气所致，但也每兼内伤。初起为温热夹湿，日久湿热相合，二者相互裹结，湿中蕴热，热中裹湿，湿阻热郁，难解难分，方为湿温。或因内湿素盛，复感温热之邪，外热与内湿相合互相裹结而为湿温。病之初，湿仅阻滞气机，并未与热相合，不是湿温，应为温热夹湿。

所谓温热夹湿，是指温邪中夹持着湿邪为病。其中"湿"与"热"是分离之邪，即湿是湿、热是热，二者并未相合成一体，虽湿阻气机，邪热内郁，但二者并未呈裹结难分之势。因之温热夹湿，多以热为主，湿次之。

湿温病，并非感邪致病初起即是，而是有一个由温热夹湿到湿温病的发展过程。在这一过程中，由湿阻气机，郁热不得宣散到湿热相合。热为湿阻而成郁热，郁而热愈炽；热不外达则蒸湿，湿为热蒸而与之相合，常呈弥漫之势，湿温始成。对此，清代以来的温病学家有明确的论述和分辨。

叶天士《外感温热篇》在卫分证中列有夹风、夹湿之别，二者治法不同。夹风者，其"加薄荷、牛蒡之属"与辛凉宣解方中，以"透风于热外"；夹湿者，则加"芦根、滑石之流"，谓"渗湿于热下"，而避免风、湿与热合，以孤立热邪。

所谓"渗湿于热下"，因湿与热为分离之邪，湿阻三焦水道，用渗利之法，最易从小便而去，去湿意在孤立热邪。温热病清热较易，湿热病去湿最难。湿去热孤，孤立之热，清之即去。否则，湿阻气机，热邪不得外透。热为湿阻，湿被热蒸，渐成"湿与温合，郁蒸蒙蔽于上，清窍为之壅塞"，发为神昏、耳聋等"浊邪害清"之变，即为湿温。

赵绍琴教授在介绍北京四大名医之一汪逢春的经验时说，汪老尝谓："湿热不解，蕴郁日久，湿温已成。"可见，汪逢春认为湿温病并非感邪即是，开始时湿热尚未相互裹结，并非湿温（应为温热夹湿）。必"湿热蕴郁日久"而致湿热相合，方为湿温。

清末浙江名医金子久在论述湿温病时也说："时在湿令，所感之气，名曰湿也；湿属有质，伤其清气，气郁化火，名曰温也。""大凡湿邪化热，名曰湿温。"（《金子久专辑》）可见他认为只有"湿邪化热"之后，才能称为湿温，而未化热者不是湿温，而应为温热夹湿。

究竟什么是"湿邪化热"？湿邪又是怎样化热的呢？对此，也必须从由温热夹湿到湿温病的变化过程加以分析和理解。所谓"湿邪化热"，实质上是指湿中蕴热，湿与热合，湿热互相裹结，难以分离，并非湿化而为热，已无湿之谓。湿为阴邪，属水之类，其中本无热。湿邪属水，必沿三焦水道而下行，其性重浊黏腻，因而说它有"质"；阴邪必伤人之阳气，黏腻之邪最易阻滞气机，所以说湿邪"伤其清气"。湿邪停滞于三焦，气机受阻，郁而生热，日久热愈重，渐渐湿热相合，而成为"湿邪化热"的湿温病。湿邪化热，是由湿阻热郁而逐步形成的。其有一个由湿热分离到湿热相合的过程，这一过程与邪气的性质、湿与热的多少、人的体质等因素有关，时间一般需一周左右。

素来多食肥甘厚味，或脾胃虚弱者，即使感受温热之邪，因内湿阻滞，气机不畅，外热不得宣散清透，与内湿相合也可渐成湿温。即薛生白所说："太阴内伤，湿饮停聚，客邪再至，内外相引，故病湿温。"可见内湿在湿温病的发病中也起重要作用，而因"内不能运水谷之湿，外复感时令之湿"（吴鞠通语）而发为湿温者，最为多见。

气郁之人感受湿热邪气，湿也易与热合，由温热夹湿而变为湿温病。情志不遂，心情忧郁，肝郁气滞，再感受湿热之邪，宣解更难。湿不得宣化，热不能清透，郁而气机不畅，三焦不利，郁热蒸湿，渐渐酿成湿热相合的湿温病。

湿温病以夏秋之交的长夏季节最多见。长夏湿土主令，天气炎热，常阴雨连绵，热蒸湿浊，弥漫空间，且人的脾胃功能呆滞，又喜食寒凉酸甜生冷食物，内湿较重，汗多腠开，呼吸触受，均不离湿。湿热之邪可从口鼻、皮毛同时而入，终归脾胃。章虚谷说："湿土之气，同类相召，故湿热之邪始虽外受，终归脾胃。"

实际上，湿温病一年四季都可发生，在卫生条件较差的地方，或恣食肥甘厚味者，即使冬季居高寒地区感邪也可发为湿温病。近几年来，临证所见不少疑难杂病，因湿阻热郁，具有湿温病的某些特点，每用湿温病的辨治方法取效。

三、温热夹湿的特点与治法

温热夹湿，即温热兼湿。虽为湿热病，但因湿与热并未相合，而是互相独立之邪，以热为主，兼有湿阻气机，故其证一般比湿温病为轻。临床见症以热为主，并兼见胸闷、身沉重、酸楚无力、小便稍有不畅、舌苔薄白腻、脉濡软等。赵绍琴教授说："夹湿者，初起必有发热恶寒，无汗，头痛而沉重，口不渴，苔白腻，脉濡等临床表现。"但因所夹之湿，来路不一，阻滞部位不同，临床上有不同的兼症并见，其治疗方法也

5ant55.

温病临证破解（第二版）

不尽相同。主要有湿阻于上焦胸膈、阻滞于三焦水道和阻于肌表之分。

（一）温热夹湿阻滞于胸膈

胸膈位于上焦，居肺胃之间。湿热邪自口鼻而入，感邪之初，肺卫郁滞，宣降受阻，湿不得宣化布散，停于上焦，并逐渐沿三焦水道而下行。其阻于胸膈，影响气机升降出入，使肺之宣降更难。症当兼见胸闷，其舌苔多薄白而腻，脉多浮滑或濡软稍数。治疗应在辛凉清解方中加开泄、芳香宣化之品，以增强恢复肺之宣降功能之力。宣肺可以化湿，即气化湿化，化湿又有助于宣肺。温热夹湿，邪在上焦，治之重在开宣肺气，以布散湿邪。《温病条辨》银翘散加减法中说："（卫分证又兼见）胸闷者，加藿香三钱，郁金三钱，护膻中。"即是示人以温热夹湿，湿阻于胸膈的治疗方法。如前所述，卫分证治重在恢复肺之宣降。湿阻胸膈，肺之宣降道路受阻，影响肺之宣降。银翘散中加藿香、郁金宣化湿浊，不仅可助肺之宣降，使肺卫郁热外散，同时防止热蒸湿为痰，痰热蒙蔽心包，堵塞心窍，即"以护膻中"之意。

藿香"其气芳香，除秽恶痞闷"（《药品化义》），此芳香化上焦胸膈之湿，则实为开宣上焦以畅肺气。湿化气机宣畅，胸中痞闷即除。证属温热夹湿，以温热为主，藿香"清香微温"，"芳香而不嫌其猛烈，温煦而不偏于燥热"，正应乎温热夹湿阻于上焦，过温则伤阴助热。古人称之为能"清理水道"是"振奋清阳妙品"（《本草正义》），也是针对其化湿、开上焦、恢复肺之宣降而说的。肺为水之上源，湿阻上焦，肺气郁闭，宣降不行，阳气不展，水道不利，此上壅下闭，利小便不

160

在渗下，而在开上焦化湿浊，宣降肺气以通水道。

郁金辛苦而凉，"体轻气窜，其气先上行而微下达"，而"能开肺金之郁"（《本草从新》），缘其"辛气既散，苦气下行，即为疏泄"。与藿香合而辛开苦降、芳香宣化上焦湿浊，以配银翘散之辛凉，为温热夹湿、湿阻上焦的治疗方法。

（二）湿阻于三焦

三焦为"决渎之官"，是水液运行的道路。渎，即水沟、水道。湿沿三焦水道而下行，赖于三焦及其所属脏腑的气化功能以推动，所谓"气化则湿化""气行则水行""气滞则湿停"。温病初起，温热夹湿犯肺，肺气郁闭，水道之上源闭塞，必致下流不行，所夹之湿浊最易停于三焦之中，成温热夹湿，湿阻三焦之证。三焦同时又是阳气运行的道路，湿阻于三焦，气道不畅，反之又影响肺气之肃降。因而温热夹湿，湿阻三焦，除卫分见症外，兼有舌苔薄白腻、小便稍有不畅等见症。

治疗当在辛凉宣肺方中加入宣畅三焦水道之品，使停滞于三焦之湿从小便而去。此叶天士在《外感温热篇》中指出，"夹湿者"应在辛凉轻剂之中加入"芦根、滑石之流"，以渗湿于热下，使三焦通畅，湿从小便而去，避免湿与热合。

芦根甘寒，能利小便，畅三焦水道而又不伤阴。三焦宣畅，湿浊得去，又有利于肺气之宣降。

滑石甘淡寒，可清热渗湿利窍。《本草纲目》中说："滑石利窍，不独小便也。上能利毛腠之窍，下能利精溺之窍……上能发表，下能利水道，为荡热燥湿之剂。"其"发表是燥中上之湿，利水道是燥下之湿……湿去则阑门通而阴阳利。"此为治疗温热夹湿，湿阻三焦水道的常用之药。

（三）湿阻于肌表

从口鼻而入之湿，入于肺胃，从皮毛而入之湿，停于肌表，易成温热夹湿而湿阻肌表之证。此薛生白在《湿热病篇》中所说："湿热证，恶寒无汗，身重头痛，湿在表分，宜藿香、香薷、羌活、苍术皮、薄荷、牛蒡子等味，头不痛者去羌活。"即是温热夹湿，湿阻肌表，遏伤阳气之证。临证以头沉重而痛，一身酸沉无力，恶寒，苔薄白腻，脉濡软为主要见症。

应在卫分证治疗中加入辛微温芳香宣化之品，化湿清热。令其微汗出，使湿从汗泄。除薛氏所列外，还可加苏叶、大豆黄卷、防风、防己等。肺主气而外合皮毛，方中加入开宣肺气之品，肺气宣肃，可使表湿布散而消。此为温热夹湿，湿阻肌表的治疗方法。

温热夹湿，虽温病初起，但因湿阻部位不同，用药也应随之而异。应以湿化、气机宣畅即止，切勿过用。

由上所述，从温热夹湿到湿温病的演变，有一个由湿阻热郁到湿与热合的互相裹结的发展过程。这一过程多是由于失治或误治造成的，其主要标志是湿未化而热未清，逐渐形成湿热裹结；湿温病在向温热病转化的过程中，由于热逐步加重，湿越来越轻，最后变成温热病，也必然有一个由湿热相合到分离的过程。

湿与热，相合而为湿温，相离即是温热夹湿，二者在一定条件下可以相互转化。临证用药就在于创造由湿热裹结到湿热分离的条件，加速这一进程以达湿去热清的目的。

热重于湿，因湿少，只能阻滞气机，无裹热之力，实际为湿热分离，属温热夹湿，治之较为容易。只有湿重、湿热并重，湿才能裹热，而热不易冲出其围裹而渐渐与之相合形成湿温病。因此，湿温病只有湿重于热与湿热并重两个类型。温热夹湿，湿虽不能裹热，但可阻滞气机，热邪不得外透而解，它属于温热与湿温病二者相互转化的中间证。因某种原因使湿增重，可变成湿温；湿减或热增重，则可变成温热病，或湿去热清而愈。

总之，化湿在温热夹湿的治疗成败中起重要作用。

气分证中，热重于湿者，亦属温热夹湿之证，如白虎加苍术汤证为无形热盛兼湿阻气机。热在手太阴肺与足阳明胃，表现为无形散漫蒸腾之热；湿在足太阴脾，蕴于太阴之湿，弥漫于肌肉（脾主肌肉）见身重，阻滞于中焦见胸脘闷。治疗重在清热，兼以燥湿。因其湿是分离于热之外的，治之较为容易。用辛凉重剂白虎汤清气分无形之热，以达热出表，再加苍术燥太阴脾湿即可。此为气分温热夹湿的治疗方法。

脾与胃位居中焦，是气机升降的枢纽。脾升胃降，以保证三焦的通畅。其升降运动是相互影响的，脾不升则影响胃不降，胃不降又可影响脾之不升，太阴阳明同病，虽以无形热盛为主，但太阴脾湿不去，则可影响阳明之热外达，燥湿又有利于清热，所以白虎加苍术汤是肺、胃、脾同治之法。方中之所以选用苍术，是因为苍术辛苦而温，燥湿且有散湿之力。其"性温散，故能发汗宽中"（《本草正》），可治湿阻于太阴脾。"宽中"，即为燥脾中之湿而畅中焦气机。其"味辛主散，性温而燥，燥可去湿，专入脾胃……统治三部之湿。若湿在上焦，易生湿痰，以此燥湿行痰；湿在中焦，滞气作泻，以此宽中健

163

脾；湿在下焦，足膝痿软，以此同黄柏治痿……取其辛散力雄，用之散邪发汗"（《药品化义》）。且其气味雄厚，"能彻上彻下，燥湿而宣化痰饮，芳香辟秽"（《本草正义》），既能燥脾湿，又能散肌表之湿。白虎加苍术汤中，用之燥太阴之湿，兼顾表里。

温热夹湿，因湿阻气机，邪热内郁，日久亦可内窜营血。其热入营血为湿郁所致，其虽有血热或动血之变，但与温热病中营血分证不同，其伤阴较轻，治疗重在化湿以宣展气机，气机得展，邪热即可外达。《外感温热篇》中谓："邪热入营，舌色绛而上有黏腻，似苔非苔者"，为"中夹秽浊之气"，宜"急加芳香逐之"。其中入营邪热为湿阻所致，湿浊一化，气机宣展。入营之热即可外达（夹湿逼邪入血动血分证）。

总之，温热夹湿，因湿未与温合，治疗较为容易，临证应根据湿阻的部位，在方中加入化湿、燥湿、渗湿之品即可。若湿阻较重者，应以治湿为主，在上述方法中加入宣畅三焦气机之品，以利水道，加速祛湿之力，提高临床疗效。但无论如何，切勿令湿闭不开，三焦不畅，邪无出路。

病案举例

案一　柯某，男，21岁，1986年5月22日诊

暑温夹湿，误用寒凉致发热不退

主诉：近一周来，感冒发热，头晕沉重，胸闷，一身沉重无力。前服羚翘解毒丸等清热解毒之品，体温39℃不退；又用青霉素等，不仅热不退，且大便作泄，日四五次。

诊时见胸闷腹胀，咽干，一身酸沉无力，大便溏泄，体温39℃，舌红苔白腻，脉象濡软，按之弦滑。

辨证：暑温夹湿，郁阻中焦（湿重）。

治法：芳香化湿，辛苦温畅中。

方药：淡豆豉 10g，炒山栀 10g，苏叶 10g，苏梗 10g，佩兰 10g，半夏 10g，厚朴 10g，木香 10g，草豆蔻 3g，茅根 30g，芦根 30g，焦三仙各 10g。嘱服五剂。

二诊（5 月 27 日）：上药服两剂后，热退，现体温 36.5℃，舌红，苔薄白腻，脉仍濡软，按之弦滑。湿滞渐化，身重已减，大便正常，胸闷、头晕、腹胀皆除。但仍微有呕恶，身乏无力，胃纳不佳。此属湿化未尽，热清而未净，胃失和降，仍用化湿导滞方法，兼清余热。并嘱饮食寒暖皆当小心，以防湿增热重。

方药：苏叶 10g，苏梗 10g，藿香 10g，佩兰 10g，荷叶 10g，半夏 10g，厚朴 6g，木香 10g，草豆蔻 3g，淡豆豉 10g，炒山栀 10g，茅根 30g，芦根 30g，焦三仙各 10g。服三剂。

药后诸症悉愈。

按：本案初为暑温夹湿，湿阻上焦，本应清暑化湿，令热清湿去。因误用寒凉，致使湿为寒凉所遏，暑热清之不去。苦寒下行，直走胃肠。食滞中阻，胃热下迫，虽大便泄泻，但湿热郁阻气机，郁热增重。病及上、中、下三焦，最易成湿热裹结之势。急宜全力以赴，宣畅三焦，以化湿邪，勿令湿热相合。方以芳香化湿、辛苦温开郁燥湿、淡渗利湿并用，以宣三焦、畅水道、分消湿邪，并加化滞之品。本案虽湿邪较重，但其尚未与热并合，去之较易，不若湿温之缠绵胶滞。

夹湿之证，不论湿之轻重，皆不可清热而不顾湿，湿重者亦可化湿为主，湿化再行清热，以防寒凉凝滞气机，使邪气内闭。

案二　张某，女，32 岁，1981 年 12 月 20 日诊

湿阻上、下焦

主诉：一月前曾感冒发热，经治疗高热已退，但低热一月未除，每日下午体温多在 37.2℃ ~37.8℃，先后用小柴胡汤加减、青蒿鳖甲汤加味治疗，有时加服抗生素，但低热始终不退。

诊时见舌红苔白，根部厚腻，脉按之弦滑。胸闷、疲乏少力，大便溏滞，带下绵绵，腹胀，胃纳不佳，且心烦急躁、夜梦纷纭。

辨证：湿阻上焦，积滞停于胃肠。

治法：芳香化湿，畅中导滞。

方药：杏仁 10g，前胡 6g，佩兰 10g，苏梗 10g，晚蚕砂 10g，皂荚子 6g，茅根 30g，芦根 30g，淡豆豉 10g，炒山栀 10g，木香 10g。嘱服六剂。

二诊（12 月 27 日）：上药服三剂，大便已正常。六剂后低热已退，但仍觉无力，舌苔薄白腻、根部稍厚，用清化余邪法。

方药：苏叶 10g，苏梗 10g，茅根 30g，芦根 30g，佩兰 10g，半夏 10g，竹茹 6g，黄芩 6g，焦三仙各 10g，木香 6g。

又服三剂，舌苔已化，胃纳尚差，改用调理脾胃方法而安。

按：本案为湿阻上焦，食滞停于大肠，温热余邪内闭。病程虽久，但湿尚未与热合，以湿滞阻于肠道为主，用药在于开肺气，化上焦之湿，导湿滞，以清胃肠。湿滞去，余热无残存之地，清之即去。

食滞多兼湿阻，舌苔见白厚而腻者，用药亦不可寒凉，以防遏制气机。

在内科杂病中，因湿阻气机，病情多变，虽无发热见症，但只要抓住宣畅三焦气机以化湿清热，每可获良效。

四、湿温病的特点

湿温病为湿与热合，热在湿中，其在伤阴之前首先蒸湿。湿为热蒸，成弥漫之势，故其病情多变。湿阻于中焦，影响脾胃升降则腹胀、呕恶；郁蒸于肌肤，则外发白痦；内熏于肝胆，可发为黄疸；日久酿成痰浊，可蒙蔽心包；下蕴于膀胱，可导致小便不利；阻滞于大肠，可导致大便溏滞不爽；郁阻于关节，可致湿热痹痛，或发为下肢浮肿；留于经络可致湿热动风。

湿中蕴热，热与湿相合，热以湿为依附，湿邪黏滞，气机受阻，热则清之不去；热为湿所围裹，久则郁热益炽，热虽盛却不能很好张扬外现，体温虽高达40℃，皮肤并不太热，有时甚至四肢发凉，按之久则觉里热很盛。其热型称之为"身热不扬"，与温热病气分蒸腾之热显然不同。临证还有以下特点：

汗少而黏，汗出不畅，面色淡黄。由于湿热裹结，热蒸湿为汗，湿浊黏腻，因之汗少而黏，气味很大。常头面汗出，或但头汗出，齐颈而还，其汗似油垢，不易擦净。或面色淡黄，或如油垢之深黄，也为湿热相裹，热蒸湿浊所致。

两耳失聪，视物不清。湿温病患者开始即觉听力减退，视力减弱。湿热重者，发病两周左右尤为明显。若误用发汗，使热势增重，热蒸湿浊上腾，湿热弥漫，壅塞蒙蔽清窍，可发为"神昏耳聋，甚则目瞑不欲言"，此即所谓"浊邪害清"之变。同时还可见头晕沉重，一身酸楚，四肢困倦，胸脘痞闷，口淡无味，为湿阻气机，湿热弥漫全身的见症。

弥漫之湿热，终归于脾胃，而为中焦证。

舌苔腻，脉象濡软缓。苔腻，为湿邪的见症，初起舌苔薄白而腻，湿重则白腻而滑润。白苔垢腻而厚者，邪已传入中焦，并兼有食滞内停。在湿温化热的过程中，由于热势增重，白腻苔上可浮罩微黄之苔垢；热重则变黄，多见黄滑或黄腻表面苔干。若因湿阻热郁，郁热内迫，深入营血，虽舌苔尚白腻或黄腻，但可见舌质红绛。舌苔与舌质的变化，清楚地表明了湿温病中湿与热的多少和轻重程度，并可标志出湿温病进一步发展的趋势。一般来说，湿化热透，则舌苔逐渐变薄直至苔净，舌质则逐渐变浅，临证必须注意观察，反之则为病进。初起湿热邪在上焦，阻滞于胸中，弥漫于肌肤，脉多濡软而缓；气机阻滞较重者，脉多沉软或沉迟；热势增重，脉见数象；湿热并重者，脉弦滑而数。

二便不畅，湿沿三焦水道下行，其阻滞也必在三焦之中。三焦为阳气和水液运行的道路，其虽有上、中、下之分，但就气与水液运行来说，又是一个整体。不论是上焦、中焦还是下焦受阻，都会影响到三焦气机和水道的通畅，并由此引起二便的不通、不畅或不爽。如湿阻上焦，肺气不开可引起大便不通或尿闭；中焦阻滞，中满而气水不行；湿阻膀胱，气化不利，水液不行而小便不畅；若湿与热结，阻于膀胱，小便不畅并可见尿微痛。

"湿胜则濡泄"，湿温病中，湿浊困阻中焦，可见大便软、濡泄之证。湿热蕴郁日久，多与食滞相结，阻滞于肠道，腑气不降，可见大便溏滞不爽，湿热积滞蕴蒸，其色如黄酱，湿阻气机，大便可数日不下，但并不干结，舌苔多垢厚而腻。

浮肿，此是湿温病中常见之证，多为肢肿或面部浮肿。因湿阻气机，三焦不畅，湿邪不能外达所致。若久病体弱或年迈之人，可见浮肿脉微若有若无，舌嫩水滑，是水湿不化之象，见此不可妄投补剂，以防湿浊内闭。

白㾦为湿温病的重要体征，一般在湿温病七八天左右，病人胸腹部可出现白㾦，其光滑晶亮，内有浆液。此因湿热郁蒸，阻于肌表，随汗外发所致。白㾦的出现，说明湿热有外达之机，湿热外透，白㾦随之消退；若其浆液不充，其顶塌陷，或干而无浆，仅一个枯皮者为枯㾦。枯㾦表示病人体质较差，正气不足，津液匮乏所致。临证最忌枯㾦，其预后不良。

黄疸，为湿热郁蒸肝胆，肝胆疏泄不利，胆汁外溢所致。湿化热清，黄疸才能消退，切勿误投寒凉，闭塞气机，使湿热不得清化。

湿温病病程较长，因湿热裹结难解，治疗较难，一般四周左右始愈。

湿温病的诸多见症，皆为湿热裹结所致。湿热相合，如油入面，胶结不解；热为湿阻不得外达，热以湿为依附而湿热常并存。湿不去则热不得清，清热必先祛湿。如何有效地祛除湿邪，以孤立残存之热，则是治疗湿温病的关键。因此，湿温病的治疗，重在祛湿以分解（或分离）湿热邪气。湿祛则热随之而解，残存孤立之热清之即除。

五、祛湿必须宣畅三焦

湿阻三焦，为湿邪致病的基本特点。只有三焦水道通畅，湿邪才有可能沿水道而去。祛湿古有发汗、利小便之法，所谓"开鬼门、洁净府"，在临床上确有很好的疗效，但其只适应于某些特定的范围，有一定的局限性。

湿温病之湿，不是局限之湿，而是以中焦（有时也可以上焦或下焦）为中心的弥漫之湿，且湿热相合，热蒸湿浊，充斥于表里，弥漫于上下，阻滞于三焦之中，流连于卫气分之间。其既不能一汗可去，又不能一下而除。纯用淡渗之品，有时小便仍不通，"膀胱者，州都之官，气化则能出矣"，气化则水行，三焦阻滞可直接影响膀胱气化，必须宣畅三焦气机，使气水两畅，湿邪才可宣散而消，或从二便而去。三焦水道，并不是一般水沟，而是由五脏六腑所组成的通道。水道通畅，是五脏六腑气化功能的集体体现。所谓宣畅三焦，实际上就是恢复三焦所属脏腑的气化功能。

恢复三焦的气化功能可分为开上、畅中、渗下，它是分别对不同的脏腑而言的。在湿温病的治疗中，宣畅三焦则是开上、畅中、渗下并用之法，且根据不同病机特点各有侧重。

（一）如何开上

上焦所属的脏腑有肺、心和心包。

开上，主要是恢复肺的宣降功能。

湿温为湿与热合邪致病。初起邪在上焦，湿热流连于卫气分之间，阻滞于三焦之中，邪遏卫气，影响肺气宣降。其主要见症均与肺之宣降受阻有关。恶寒较风温卫分证为重，而比伤寒太阳病轻。湿温初起，恶寒的原因是：①湿为阴邪，必伤阳气。湿热之邪同时从口鼻、皮毛而入。皮毛所受，直伤卫阳之气，且湿热弥漫于肌肉，遏制气机，使卫气不畅，卫阳之气不能顺利抵达体表，体表卫阳之气减弱。②口鼻所受之邪，径入于肺，并散于胸中，直接影响肺之宣降，使卫阳之气不能宣达到体表。其卫阳减弱和损伤程度远较风温卫分证为重，但较寒伤卫阳和郁闭卫阳为轻。温又为阳邪，虽易伤阴，但因热为湿裹，热仅蒸湿却不伤阴，以湿邪遏制气机为主，所以其恶寒发热均比风温重而较伤寒轻。

湿温病，若从阴化寒可为寒湿病，从阳化热则为温热病。

邪遏卫气，除恶寒发热外，还可见头晕沉重如裹，身热不扬，汗少而黏，且汗出不畅，周身酸沉无力，胸闷，苔白腻而滑，脉象濡软或濡缓。

湿阻上焦（弥漫肌肉之间），肺气不宣，营卫阻滞，卫气不得外达于体表，湿邪不得宣散，治之重在开上焦以宣通肺气，气化湿行，湿散热透。所以柳宝诒说："治湿热两感之病，必先通利气机，俾气水两畅，则湿从水化，热从气化，庶几湿热无所凝结。"所谓"湿从水化"，即指三焦通畅，湿从小便而去，即化气以行水；"热从气化"，即湿化则热清。热随湿去，或被宣散而消，并由此达到分解湿热之邪的目的。

开上，重在治肺，治肺即恢复肺之宣降。具体应从以下几方面入手：

1.宣化上焦湿热，以开肺气。上焦为湿热邪闭，而肺气不开，宣降不行。化湿清热，肺气得以宣降，上焦即开。药用辛微温芳香之品，如苏叶、苏梗、藿香、佩兰、大豆卷、淡豆豉、白芷、香薷、菖蒲等味。湿温初起，湿热并存，热为湿裹，湿不去则热不能清，用药重在化湿。湿为阴邪，非温不化，用辛微温芳香，取辛以开郁而畅气机，温以化湿、芳香散湿而开肺气。湿化热清，肺之宣降功能恢复，又能宣散湿热之邪。上焦开，湿热得以布散，常微汗出，在上焦及肌肤之湿多从汗泄，热随湿解，但用药切勿过温，以防伤阴助热。

2. 直接开启上焦。用具有宣降作用的药物，迫使肺气宣降，肺气一宣即降，降之则宣，肺气宣降又利于祛邪。药如：杏仁、前胡、桔梗、枇杷叶、旋覆花等味。肺气宣降，即开水之上源，又能使湿从水化而从小便去。

3. 开支河，导水势下行。叶天士指出，湿邪"最善弥漫三焦，致决渎无权，而使上壅下闭，三焦皆困"。湿温初起，虽病以上焦为主，湿热多弥漫三焦，而阻滞水道，影响气机通畅。阻滞于上焦之湿，有两条出路：①微汗出，随汗外泄；②从小便而去。水湿有沿三焦水道自上流下的特点，阻滞于上焦之湿，可致三焦不通而小便不利。所以宣肺气可畅三焦而利小便，利小便畅三焦又可助肺气之宣降。治上焦湿热，加淡渗之味如芦根、滑石、通草、茯苓、泽泻、薏苡仁、冬瓜皮等，通利小便以除湿邪，是开上焦的重要辅助方法。"湿阻上焦者，用开肺气，佐淡渗通膀胱，即启上闸、开支河，导水势下行之理也"。(《临证指南医案》)用药应如徐灵胎所指出的"不用燥热之品，皆以芳香淡渗之药，疏肺气而和膀胱，以为良法"，切勿误投寒凉闭塞气机之品而致湿邪内停。

总之，湿阻上焦，开上之法重在开肺气、化湿浊、畅三焦、利小便，所谓"阳气得展，水湿自除"，并掌握"先开泄其湿，而后清热"的原则。

若内蕴湿热上迫于肺，见咳嗽痰多，身热不扬，胸中痞闷异常、肺气郁闭较重者，应重用宣肃化痰之品，药如象贝母、牛蒡子、前胡、杏仁、枇杷叶、苏子梗、莱菔子等。

兼食滞内停者，舌苔见厚腻，应酌加消食化滞之味，如焦麦芽、神曲、山楂、保和丸之类。

若湿热蕴郁日久，热蒸湿浊，可酿痰蒙蔽心包，而发为昏厥之变。此为湿热裹结，郁热蒸湿，伤阴较轻，病多流连于气分，不深入营血（伤阴重者，亦可深入营血）。湿热蕴郁于上焦致神昏者，为湿热蒙蔽心包或湿热弥漫于胸中。

湿热蒙蔽心包：此与温热病陷入心包的区别是病仍在气分，神昏较轻，时明时昧，醒时神呆，昏则谵语，但呼之能应，舌质红（热陷心包则舌质绛），苔白腻或黄腻、脉弦滑数或濡滑。

湿热弥漫胸中的此因湿热蕴郁，热蒸湿动，湿热弥漫，使胸中"清阳之地"，变为"云雾之乡"而影响到"心主神明"的功能，出现神志昏蒙、昏糊不清、舌红苔白腻或黄腻、脉弦滑而数，其胸闷较重。

上述两种情况的治法相同，均以芳香化湿、豁痰开窍，可用菖蒲郁金汤送服苏合香丸。若湿阻郁热很重，伤阴而邪热被迫深入营血者，则舌质绛而苔黄腻略干，可用菖蒲郁金汤送服至宝丹，芳香化湿涤痰开窍与清心开窍并进，方可获效。但临证应注意观察，关键在于湿与热的程度，不可早投寒凉凝滞气机，以防冰伏其邪，使郁热内迫深入营血，治之更难。

病案举例

支某，男，24 岁，1978 年 10 月 17 日诊

湿热蕴郁上焦

主诉：二十天前，因野外作业，汗出饮用冷水，并卧湿地休息，后觉身酸沉，一周后头晕、胸闷、一身无力、发热恶寒，曾按感冒服用对乙酰氨基酚、复方新诺明等，三日后症仍不减，且大便溏泄，微有呕恶，邀为诊视。

诊时见舌红苔薄白而腻，根部略厚，脉濡软，按之细弦略数，身热不扬，体温 38.9℃，四末反凉，头晕沉重，胸闷呼吸

不畅，不欲饮食，时欲呕吐，大便溏，烦躁，夜寐梦多。

辨证：湿热蕴郁上焦，弥漫上下。

治法：芳香化湿，兼畅三焦，分消湿热。

方药：藿香 12g，杏仁 10g，苏叶 10g，苏梗 10g，竹叶 6g，蔻仁 6g，大豆黄卷 10g，半夏 10g，木香 10g，薏苡仁 20g，黄连 3g，冬瓜皮 30g，白芷 3g。嘱服五剂。

二诊（10 月 25 日）：药后微汗，身沉重痛见减，头晕、胸闷已轻，大便仍溏，周身无力，舌苔白腻，根部略厚，脉仍滑按之弦细有力，体温 38℃左右。湿热渐化，仍用芳香化湿方法，以开宣上焦。

方药：佩兰 12g，淡豆豉 10g，炒山栀 10g，杏仁 10g，半夏 10g，陈皮 6g，厚朴 10g，保和丸 18g（包煎），黄连 3g，木香 10g，茯苓 20g。嘱服三剂。

三诊（10 月 29 日）：药后诸症皆减，体温 37.5℃左右，但仍不欲饮食，舌红苔淡白，脉弦细略数。湿热未尽，用清透余邪方法，并嘱饮食寒暖，以防复发。

方药：苏叶 10g，藿香 10g，佩兰 10g，荷叶 10g，陈皮 6g，半夏曲 10g，生麦芽 20g，保和丸 18g（包煎），淡豆豉 10g，炒山栀 10g，芦根 30g。嘱服三剂。

药后低热已退，并用调理脾胃方法而安。

按：本案病程虽较长，但舌苔白腻、头晕胸闷、一身沉重无力、身热不扬，属湿热仍阻于上焦，弥漫中下，治疗仍以开上焦为主，开肺气、化湿浊，令微汗出以透散湿邪，但必须兼顾中下焦，以保持水道通畅，令阻滞于三焦之湿从小便而去。湿热裹结，不能一汗而去，必须分消走泄，宣畅三焦，使湿热分道而消。

（二）如何畅中

"中"，即中焦，包括脾与胃。《灵枢·营卫生会》曰："中焦亦并胃中，出上焦之后……泌糟粕，蒸津液，上注于肺脉，乃化而为血。"

三焦的气化作用，主持着饮食水谷的受纳、腐熟、精微及糟粕的运化和排泄，而这一作用是由各脏腑协同完成的。中焦是气机升降之枢纽，中焦不通则上下皆阻。因之不论上焦、中焦、下焦的阻滞，都会影响整个气机不畅和水液代谢而变化丛生。《灵枢·五癃津液别》说："三焦不泻，津液不化，水谷并行于胃肠之中，留于三焦不得渗膀胱，则下焦胀，水溢则为水肿。"《沈氏尊生书·海藏》则进一步指出："上焦如雾，雾不散则为喘满……中焦如沤，沤不利则留饮不散，久为中满……下焦如渎，渎不利则为肿满。"三焦通畅则保证了表里之气的升降出入及水道的通畅，在临床上有非常重要的意义。而三焦气机升降，权衡在于中焦脾胃。如章虚谷所说："三焦升降之气，由脾鼓运，中焦和则上下气顺。"所谓中焦和，即脾胃和。脾胃和，就是脾胃升降适度而中焦通畅。

"畅中"，实则恢复中焦脾胃正常的气化功能，脾升胃降，水谷得以运化，糟粕得以传送而保证"枢利"，上下之气升降道路畅通无阻。

湿热之邪侵入人体，随人之体质不同而有不同的转归。中阳素盛者，胃阳偏旺，阳热熏蒸，湿为热蒸，热重湿轻，以热为主，则邪多归于阳明而成温热夹湿之证（湿在太阴）；中阳不足者，脾运失健，水湿与水谷之精微不能很好运化布散，本有湿浊内停，再感受湿热之邪，外湿与内湿相合，邪多从湿化而困阻于太阴脾，成湿重于热之证（即使感受温热之邪，外热与内湿相合，湿重者亦可成湿重于热之证）。所以叶天士说："在阳盛之躯，胃湿恒多；阴盛之体，脾湿亦不少。"湿热郁阻中焦，有偏于脾和胃的不同，唯湿热并重阻于中焦时，才脾胃均等。

湿温初起虽邪在上焦，但湿浊流下，渐归于脾胃，形成以脾胃为中心湿热弥漫全身的病变。湿热日久，流连气分，均阻滞于中焦。所以吴鞠通指出："湿温较诸温，病势虽缓而实重，上焦最少，病势不甚显张，中焦病最多……以湿为阴邪故也，当于中焦求之。"研究湿温病的治疗，重在研究中焦湿温病的治疗规律。由于温热夹湿为热重于湿，属湿热分离，故主要讨论湿重于热与湿热并重的治疗规律。

1. 湿重于热

病变部位重点在脾，本质是脾阳受伤（不足），升运之力不足，兼有湿困。"脾为阴土，得阳始运"，脾之阳气受伤，功能减弱，升运之力不足，水谷精微不得运化，水湿内停。再感受湿热，内外相合，水湿不行，渐困于脾，胃气不降。中焦升降受阻，三焦气机不畅，脘痞、腹胀、恶心、呕吐由此而作；湿热蕴郁，互相裹结，身热不扬、口干不欲饮水、身重酸沉无力，舌苔白腻，脉濡软、缓等诸症遂见。

这时"畅中"，重在升脾运湿。所谓"升脾"，不是补脾气，而是温运脾阳。药以辛温、苦温芳香为主，以开湿郁、升脾气、化湿浊，兼以降胃气、畅三焦，使脾升胃降，中焦得畅，并应兼顾上下焦。具体应从以下几方面入手：

（1）辛温以开湿郁而温脾阳，增强脾之升运之力。辛在于开湿郁，以助脾之升运。湿邪黏滞，其"困脾"，即是阻止脾气升运，"开湿郁"即为脾之升运畅通了道路。温在温脾之阳，以增强脾本身的升运之力，而运化湿浊，此即所谓"健脾化湿"。脾"健"，在于其能升运，脾运则湿化。所以健脾之药皆能化湿，化湿之品也有健脾的作用。选辛温之味具有温脾阳、开湿郁的双重意义，药如半夏、陈皮、苍术、蔻仁、苏梗等。还可加入辛微温芳香之品，如藿香、佩兰等。

（2）苦温降胃温脾，以燥湿行气。湿重于热，因脾之不升而影响胃之不降，而胃之不降又反过来影响脾之不升。用苦以降胃气，胃降有助于脾升。苦虽能降，但不可寒凉，以防伤脾阳，故选苦而温者，既能降胃，又可温脾。药如厚朴、大腹皮之类。热随湿去。所以用辛温苦温，调中焦升降，是重在治湿之法。章虚谷说："湿遇热伏，必须以辛开苦降以泄其湿，湿开热透"，实则温脾降胃是治疗中焦湿温畅中的关键。

（3）加消食化滞之品，以畅中焦，便于脾升胃降。湿阻中焦，多兼食滞；食滞内停，也必有湿阻。治中焦湿温，多加消食化滞之品，可增强化湿作用，常用莱菔子、谷麦芽、神曲、山楂、鸡内金、保和丸等。

（4）宣畅上、下焦，以利中焦升降。肺气宣可布散水湿，且对腑气下行具推荡之力，湿化可助脾升，腑气降则胃浊下行；小便通畅，则阻滞于三焦水道之湿可从小便而去。三焦水道，上中下互相联系而又互相影响，治湿必兼顾三焦，若水道不通，湿必不去。治湿不顾三焦，非其治也。古有发汗治在上及肌表之湿，利尿治在下之湿（所谓腰以上当发汗，腰以下当利小便），但根本的方法仍是宣畅三焦水道以分消之。药应开上、渗下与畅中并用。开上，用杏仁、前胡、枇杷叶、苏叶、苏梗等；渗下加通利水道之品，如茅根、芦根、伏苓、泽泻、通草、车前子、冬瓜皮等。

2. 热重于湿

此属温热夹湿，病位重在胃，以胃之不降为主。胃气不降，但并非实结，所以热邪蒸腾可以弥漫全身，而称之为无形热盛，以白虎汤达热出表；湿在太阴，略加燥湿之味，如白虎加苍术汤。

郁热化火，胃热不降者，可以脾胃同治，用苦寒清热燥湿之品，如黄连、黄芩等味。苦以降气，寒以清热，并兼燥湿，再适当加入升脾之药，则中焦即可宣畅。清热燥湿而用苦寒，应根据湿与热的多少，不可过用，防其伤脾阳而遏阻气机，使湿邪内闭。

3. 湿热并重

其病位在脾与胃，脾既不升，胃亦不降，且二者相互影响。

这时"畅中"必须升脾与降胃并行。具体应从以下几方面入手：

（1）升脾。辛苦温开郁燥湿温运脾阳，药如半夏、陈皮等；苦温燥湿行气，如厚朴、大腹皮等。

（2）苦寒以清热降胃。湿热并重，热偏阳明，腑气下行，热随下趋，胃气得降，脾气可升。苦以降胃，寒以清热，药如黄连、黄芩等苦寒而燥，清热又可燥湿。

（3）加入消食化滞之品，以助脾升胃降，药如莱菔子、炒山楂、神曲、麦芽、鸡内金、保和丸等。

（4）通上下焦，以利中焦通畅。

其虽湿热并重，辛苦温与苦寒之品亦不能等量齐观。据临证观察，若苦寒与辛苦温并重，或苦寒较重，虽清热之力尚可，但化湿之力不足。苦寒不能开郁化湿，湿遇寒凉则凝滞不行，不仅湿不去，热为湿阻，内闭不得清。且郁热渐增，热蒸湿浊，又呈弥漫之势，常使邪热内闭，成低热久留不退，将给治疗造成困难。选药应以辛苦温为主，重在开郁燥化湿浊，湿郁得开，热象外现，少佐苦寒，清之即去。

湿热并重的治疗仍应以治湿为主，苦寒之品应轻于辛苦温之味，且不能随意选用，只宜苦寒而燥，不可用苦寒而润之品，如知母滋腻，有碍湿化，与治湿之意不符。

古来治疗湿热并重者，选药组方皆遵循上述原则，如王孟英之连朴饮可效法。

王氏连朴饮原方为：川连一钱（姜汁炒），制厚朴二钱，石菖蒲一钱，制半夏一钱，淡豆豉三钱，炒山栀三钱，芦根二两。

其中辛苦温之味的半夏、厚朴、菖蒲，开郁燥湿行气；淡豆豉辛微温，开宣卫气分之郁，使湿从汗泄，其配山栀之苦寒，为栀子豉汤，既可清利三焦而祛湿，又能清三焦之火下行使之从小便而去；苦寒的黄连、山栀清热燥湿；芦根甘寒，清热利湿、宣畅下焦而又不伤阴助湿，使阻滞于三焦之湿从小便而除，共为燥湿清热畅中之方。

方中用药共七味，辛苦温者有四味之多，苦寒清热燥湿者二味，甘寒利湿者一味，且苦寒之中的栀子清三焦之火下行，又有通利三焦祛湿的作用。其作用于湿者，竟有六味之多，足见其对治湿之重视。从药物用量上来看，黄连仅一钱，且用姜汁炒，其用意乃取姜汁之辛温，以制黄连苦寒之性，保证它直入中焦清热燥湿；山栀炒用，一则降低其苦寒之性，再则保证其宣畅三焦之力不减，重在祛湿，不使湿邪内闭。黄连、山栀共用四钱，而厚朴、石菖蒲、半夏共七钱，用量近黄连、栀子的两倍；芦根用量达二两之多，在于利下焦。保证中焦宣畅后，湿热可迅速从小便而去。

由上所述，中焦湿热并重，使用"畅中"之法时，重在祛湿而开湿邪之郁闭、宣畅三焦水道，佐以清热燥湿，使湿去热清。湿主要从小便而去，必须重用利尿渗湿之品，不可以清热为主，因热随湿去，湿闭热也不能清，最忌一派寒凉，致寒凝冰伏必成坏证。

病案举例

炼某，男，49 岁，1982 年 11 月 1 日诊

湿热并重，困阻中焦

主诉：夏秋因过食瓜果发热、胃脘疼痛，曾按胃炎服用过小檗碱、复方氢氧化铝、胃气止痛丸等药，胃痛虽减，但低热、腹胀、不欲饮食、时欲呕，口苦而干不多饮水，午后乏力，且烦躁、夜寐梦多。有谓阴虚发热，与加减地黄丸。服之诸症渐增，形日消瘦，前来求治。

诊时见面色暗黄，舌红苔黄腻，根部略厚，脉按之弦细滑数。

辨证：湿滞互结，郁热中阻，升降失司。

治法：畅中化湿，导滞清热。

方药：半夏 10g，陈皮 10g，黄连 6g，厚朴 10g，大腹皮 10g，木香 10g，槟榔 10g，冬瓜子 30g，莱菔子 10g，茅根 30g，保和丸 18g（包煎）。嘱服三剂。

二诊（11 月 7 日）：上药连服五剂，其谓"恨病服药"，大便得畅，下秽浊甚多，腹胀顿减，低热、呕恶皆除。但仍胃纳不佳，舌红苔薄白略腻，浮罩稍黄，脉仍弦细而滑，用清化

余邪法。

方药：淡豆豉 10g，炒山栀 10g，半夏曲 10g，陈皮 6g，佩兰 10g，藿香 10g，竹茹 6g，茯苓 20g，生麦芽 30g。

嘱服六剂，诸症悉减，又以调理脾胃方法，半月而安。

按：本案病久，虽湿热俱重，但困阻中焦之湿又与积滞相结，热为湿滞所阻，湿滞去，热无残存之地，清之尤易。若专事寒凉，中焦不开，湿热必内闭，重以辛苦温燥湿，兼以化积导滞之品，首去湿滞。中焦畅，热随湿滞而去，虽苦温，湿去而达到热除的目的，体现了湿温治疗中应首先去湿的原则。

（三）如何渗下

渗下，即渗利下焦。下焦包括大肠、小肠、膀胱、肝、肾等脏腑。《灵枢·营卫生会》曰："下焦者，别回肠注于膀胱而渗入焉。故水谷者，常并居于胃中，成糟粕，而俱下于大肠，而成下焦。"又曰："下焦如渎。"肝肾的病变主要是伤阴、虚风内动，于温热病血分证中已讨论。下焦湿温病主要讨论大小肠、膀胱的病变，其表现为大小便的失常，即水液代谢及饮食糟粕传导功能的障碍。

所谓"渗下"，是对下焦湿热病治疗的概括，除包括渗利下焦，通调水道，使阻滞于下的水湿之邪从小便而去外，还应包括滞于肠道的湿热积滞从大便而除。

1. 湿阻膀胱

膀胱者州都之官，为"津液所藏"，"气化则能出矣"。湿阻膀胱，主要是湿热互结，影响膀胱的气化功能，而不能化气行水，引起小便不利。此"渗下"，即宣通水道，恢复膀胱的气化功能，通利小便，使湿热从小便而去，用药应从以下几方面入手：

（1）用渗利之品，直接祛除在下焦之湿浊，以清利膀胱，湿去则膀胱的气化功能自可恢复，药如茯苓皮、猪苓、车前子、滑石、泽泻、冬瓜皮、芦根、白茅根、通草等。

（2）宣畅下焦气机，兼顾上、中焦。"三焦"为"决渎之官"。"决，通也"；"渎，水道也"。水道虽有上、中、下之分，但互相联系，每一个部分的阻滞都将影响整个水道不畅。

临证治下焦小便不畅，湿浊不去，在以渗下方中均应酌加开上、畅中之品，只有三焦水道通畅，才可有效地祛除湿邪。

2. 湿滞大肠

六腑皆以通为用，所谓传化物而不藏，满而不实。湿滞大肠为湿热积滞互结于肠道，郁阻气机，腑气不降所致。大便可数日不下，但并不干结，而是溏滞不爽。治之只宜化湿导滞通下，不可苦寒攻下。湿与滞热相结，不是燥结，必须宣畅气机，湿热积滞才能缓缓而去。若一用苦寒，湿必不化，滞热不除，甚则成洞泄不止。临证多以枳实导滞汤、宣清导浊汤加减化裁，药如枳实、槟榔、木香、皂荚子、茯苓、焦三仙等，且可连续使用，直至湿滞去大便硬为止。若大便溏者，仍可再下。

综上所述，湿温病的治疗，不论病在上焦、中焦还是下焦，都应在宣畅三焦气机的基础上，根据湿阻的部位，重用相应药物，才能取得较好的疗效。如湿阻上焦，当以芳香宣化湿热开上焦为主，并加畅中、渗下之味；湿阻中焦，除畅中之外，还应加开上、渗下之品；湿阻下焦，除重用渗下外，还要注意开上、畅中。

病案举例

案一　赵某，男，32岁，医生，1979年8月7日诊

尿闭

主诉：感冒发热，咳嗽咽痒，身沉重胸闷，自服麻杏石甘汤加味，咳嗽略减，但胸闷加重，低热不退，并渐觉小便不畅，又服八正散之类，且重用苦寒，胸闷日重，小便渐闭，前来就诊。

诊时见舌尖红，苔白腻、浮罩稍黄，脉按之弦细而滑。

辨证：湿阻下焦，三焦不畅。

治法：开上渗下，以畅三焦。

方药：苏叶10g，苏子10g，旋覆花10g，杏仁10g，前胡6g，佩兰12g，草豆蔻3g，半夏10g，木香6g，冬瓜皮30g，茅根30g，芦根30g。嘱服三剂。

一日后来告，服一剂后胸闷减轻，小便已通，但不欲饮食，嘱加味保和丸18g，与药同煎（布包），尽剂而安。

按：此为湿阻下焦，但上焦不开，三焦不畅，渗之湿不去；寒凉湿不化，必用开上闸、畅三焦、导水势下行，并加渗下之品，才能使小便通畅，并非一味渗利之品所能取效。

案二　何某，男，36岁，司机，1986年12月21日诊

湿滞大肠

主诉：一年半前，因感冒经青霉素和多种清热解毒之品治疗后，高热虽去，但低热始终未退，每至下午的体温为37.5℃~38℃，曾在北京医学院第一附属医院作全面检查，大便中白细胞（++），其他未见异常。

诊时见腹胀，大便溏滞不爽，体温37.8℃，心烦急躁，夜寐梦多，舌质红绛，苔垢厚而腻，脉弦滑有力。

辨证：湿滞内阻，郁热内迫营血。

治法：化湿导滞，凉血透热。

方药：晚蚕砂 10g，木香 10g，槟榔 10g，淡豆豉 10g，炒山栀 10g，皂荚子 6g，生大黄 6g（后下），焦三仙各 10g，蝉衣 6g，僵蚕 10g，片姜黄 6g，丹皮 10g。嘱服六剂。

二诊（12月30日）：上药服后，大便得畅，下黏滞恶臭之物甚多，腹胀已减，低热亦轻（体温近两天为37℃），睡眠稍佳。舌红绛，苔渐化，脉仍弦滑有力。湿滞未净，营血分郁热未透，仍以化湿导滞方法，兼以凉血透热。前方加羚羊角 0.5g（冲服），茅根 30g，芦根 30g，再服六剂。

一周后来告，低热已退，大便正常，腹胀亦除。唯心烦急躁梦多，舌苔已净，舌质仍红略绛，改用牛黄清心丸，每服一丸，日二次，服十日。

一月后告之诸症皆愈。

按：本案初为外感兼食滞，因早用寒凉，故高热虽退，但湿滞内结，互阻于胃肠，余邪内闭，低热久留不退。内闭之热郁深入营血，此与温热伤阴入营血不同，治疗不在凉血透热，而首先在于化湿导滞，宣畅气机，湿滞去而邪热有外达之路，方可清透。不可早用寒凉，否则寒凉凝涩气机，湿滞不除，低热可经久不愈。

本案导滞通下，可连续使用，直至大便正常，即叶天士谓："湿温病大便溏为邪未尽，必大便硬，慎不可再攻也，以粪燥为无湿矣。"

六、湿温病的治疗与禁忌

（一）治疗重在宣畅三焦

湿温病治疗应始终注意宣畅三焦，三焦通畅则湿开热透。不可用汗、下、润、补诸法，否则湿不去则热不清，变证丛生。吴鞠通《温病条辨》中说："汗之则神昏耳聋，甚则目瞑不欲言；下之则为洞泄，润之则病深不解。"临床实践证明，湿温病治疗只有遵循以畅三焦、化湿为主的基本原则，才能取得较好的疗效。

（二）治疗禁忌

1. 禁汗

禁汗是指禁辛温发汗法。

湿温初起，头痛恶寒发热，身重疼痛，颇似伤寒太阳病，容易误认为是伤寒而用辛温发汗之法造成"神昏耳聋，甚则目瞑不欲言"的严重后果，其原因是：

从病机上看，湿热邪袭上焦，为湿阻气机，郁遏卫气，并非伤寒寒邪束表，亦非温热邪闭肺卫。治之只宜辛温芳香之品，轻宣芳化，开肺气以宣展气机，使肺气宣降，湿得布散，腠理通畅，微汗出，则湿从汗泄，热随湿解。而辛温发汗，振奋阳气，开泄腠理，只能祛在表之寒，不能祛上焦之湿；辛凉宣解，只能宣解肺卫郁热，不能化湿。

从邪气的性质上来看，湿邪属阴，重浊黏腻，湿热相合，胶滞难解，既不能如伤寒表证之一汗即去，亦不同于风温卫分证，一用辛凉即退，只能用辛微温芳香宣化法，使微汗出而湿渐化也。

误用辛温发汗，只会伤阴助热，湿既未去，阴伤热炽，热蒸湿浊弥漫上下或湿浊弥漫胸中，闭阻清阳而发为神昏耳聋、目瞑不欲言。

此所谓禁汗，仅指禁辛温大汗，如麻黄汤、桂枝汤之类。辛微温芳香宣郁化湿清热，仍是微汗祛邪之法，可连续使用，直至湿化热清，舌苔不腻为止。

2. 禁下

禁下是指禁用苦寒攻下法。

湿温病虽可见到大便数日不下，但并非燥结，为"三焦不得外解"所致之"里结"。三焦为水道，沿三焦而传变的是湿热邪气。湿热因其不伤阴而多不致燥结，而蕴郁之湿热与胃肠积滞相结，阻滞气机，腑气不通而大便数日不下，便下溏滞不爽，亦无腑实之见症，无须用苦寒通腑之法。且湿邪黏滞，并非一荡可去，只能用导滞方法宣通腑气，使湿热积滞渐去，故下之宜轻。只宜小下、缓下、导滞通下可以连续使用，直至大便硬时才停止使用。因"粪燥为无湿矣"，所下的是湿滞。

苦寒攻下，是对腑实而言，其苦寒直趋下行，对实热燥结有"无坚不破，无微不入"之势，使燥热一荡而下。湿非燥结，用之湿既不去，气机闭塞，苦寒伤中阳，湿邪乘而困脾，清阳不升，可导致洞泄不止。

3. 禁补

（1）禁滋补：温病中可见午后发热，易误认为阴虚潮热，而用甘寒滋腻之品，或酸寒、咸寒之类，如熟地生黄、生地黄、山萸、麦冬、龟板、阿胶等，可致低热不退或逼邪深入。

湿阻气机，本宜宣畅，滋腻之品，阴柔腻滞，又阻滞气机，湿浊日益增重，热也因之不得透，日久必内逼深入，成胶结难解之势，故曰"润之则病深不解"。

（2）禁温补：温补，是指用甘温益气之品，如人参、黄芪、白术、党参之类扶正。

湿热阻滞气机，阳气不畅，不能顺利抵达体表和四末，呈面色苍白、肢凉、倦怠乏力，颇似阳虚，但并非阳气不足，不可温补。甘温之品壅滞助热，湿阻气机已使阳气壅遏，郁久生热，若再用甘温益气，则气壅增热。

特别是湿温病的恢复期，热势已退，但余湿未净，邪热未尽，邪少虚多，虚象明显，正是所谓："炉烟虽熄，灰中有火。"此火奄奄将熄，难为大害，但若一用温补，易使死灰复燃，热势又起，前功尽弃。即便是老年、阴虚感湿热者，如需平补、清养、益气阴时，亦应在邪尽之后，且只能少少与之，不可骤进大剂或温补，以防助热，死灰复燃。

（三）饮食禁忌

湿温病是以中焦脾胃为中心的病变，脾胃既伤，湿浊内停，而饮食水谷，也都先入于胃。中焦既为湿阻，脾胃俱伤，运化失健，饮食起居均应小心，否则再伤中阳，致运化呆顿或食滞内停，壅滞化热，会给治疗造成困难。因此，湿温病中饮食禁忌与治疗一样重要，而且自始至终都要注意，切勿大意，要求病人与家属很好配合。主要可归结为：

1. 禁食寒凉

包括一切生冷寒凉食物，如冰棒、冰激凌等一切冷饮、瓜果（西瓜可少与之），即使开水也必须温饮。湿温病的治疗，重在化湿。湿邪属阴，非温不化。水湿阴类，遇凉则凝。脾得温运始升，化湿畅中，最忌寒凉戕伤脾阳。一有寒凉入胃（久病之人，湿热内蕴于中焦，脾胃已伤），即凝湿闭气，伤阳助湿，与辛温开郁燥湿之旨相背。且湿为寒凝，气机郁闭更重，致胸闷气塞叹息，甚者可成冰伏之势，变症遂起。

2. 禁甜食

包括糖、点心等一切有甜味的食品及年糕等黏腻难以消化的食物。

甜味首先入脾。湿热困阻中焦，遏伤脾阳，脾运失健，水谷之湿内停，此时又食甜腻，入脾困中，助湿生热，则大大降低了药物的祛湿作用。

3. 禁食油腻、辛辣厚味

包括鱼、肉、蛋及其制品，葱、姜、蒜、韭菜、辣椒、五香粉等带有刺激性辛辣食物及酒类、油炸食物。

油腻不易消化食物，停滞于中焦，阻滞气机，助湿生热，不利于化湿；辛辣厚味助热，热重蒸湿，使湿热弥漫，湿不去而阻塞三焦水道，将给治疗造成更大困难。

4. 禁食一切硬或有渣的食物

所谓硬的食物，主要是指不易咀嚼的食物。而有渣食物则如大米，米粒即为有渣的食物，经咀嚼仍有残渣存在，应煮成糜粥而无颗粒；如梨咀嚼后将汁水咽下，其渣应吐出。

湿温病（如肠伤寒）吃了硬的、不易消化和有渣的食物，不仅使食滞内停，有时可导致肠穿孔而出血死亡。赵绍琴教授介绍曾治一患儿，因肠伤寒住院治疗已二十余日，发热已退，精神很好，病已向愈，不日即可出院。但因其祖母前来探视，见孙子病愈，很高兴，一心想让孩子多吃，给孩子吃了炸糕，结果第二天即发热，并引起肠穿孔出血，经抢救无效死亡。

在患病期间，只宜软而易于消化的清淡食物，以米粥为好，且注意限量，以正常人的四分之一到五分之一为宜。北京四大名医之一汪逢春先生，以治湿温病著称，其谓"饿不死的伤寒"（即湿温病），亦即是伤寒病（湿温）患者必须严格限制饮食，以便于治疗。

即使在瘥后，亦宜少食静养，并注意休息，以防食复、劳复，千万不要再度感冒，以防外感引起复发。庞安常指出："凡病瘥后，先进清米粥，次进糜粥，亦须少与之，切勿过食也，至于酒肉尤当禁忌，若有不慎，便复发热，名曰食复。"故湿温病初愈更当注意饮食，以防复发。

七、分解湿热

湿温病为湿与热合邪致病，其中湿与热相裹结。热盛者，可渐成温热而湿热除；湿盛者，可为寒湿而热去；湿与热俱重者，可有下列不同的发展趋势：或从阳化热而为温热，或从阴化寒而为寒湿，或既不从阳化热又不从阴化寒而沿三焦传变。

在湿温病的治疗中，通过芳香化湿、分消走泄、辛苦开降、渗湿导滞诸法以宣三焦、畅气机，使湿热逐渐分离，湿去热减，最后成孤立之热，从而达到分离湿热的目的。湿去热减，病即近愈。

湿热裹结，阻滞气机，三焦不畅，升降出入受阻的主要见症有：身热不扬、眩昏头沉重如裹、鼻塞耳聋，甚则目瞑不欲言，胸闷腹胀，呕恶、四肢沉重，周身酸楚无力，四末不温，二便不通、不畅或不爽，汗少而黏，头面汗出，齐颈而还，身无汗，舌苔腻等。

内蕴湿热可阻滞于三焦，弥漫于肌肉，去除方法主要宣展气机以畅三焦，恢复三焦所属脏腑的气化功能，使之或从汗泄，或从二便出。湿邪黏腻，去之最难，不可去之过急，只能渐渐分消。热随湿去，湿去热孤，孤立之热残存，治之较易。在临证治疗过程中，若湿阻气机而湿热见症逐渐减轻时，则表示湿热在逐步分离过程中。

湿热逐步分离，可在病人汗的变化中明显地显示出来。

上焦郁闭，湿热胶结，热蒸湿为汗，汗少而黏，且只见头面汗出，身无汗。若用药之后，见汗出已及胸背，则说明上焦已开，中焦将畅，湿热正在分离之中，应乘势而进，且勿用寒凉涩滞气机，使已开之湿又内闭；若汗出已及脘腹，则说明中焦已畅，湿热进一步外达，这时饮食寒暖尤当小心，切勿过食，防其阻滞中焦气机；若汗出渐及下肢，说明全身气机得畅，湿热即将分离，近日即湿去热清，切勿更方。

全身微汗出，是三焦通畅，营卫调和，湿热分离的标志。

与此同时，还应见舌苔已净或薄白之苔，脉细缓有神，诸症悉除，仅身倦、胃纳欠佳等邪祛正气不足的见症尚存，此时或用清透余邪之法，或用扶脾益胃方法，即可渐愈。

八、关于湿热入营血

湿温病因湿热裹结，热处湿中，故郁热首先蒸湿，进而才能伤阴。所以其伤阴较轻，邪气多流连气分，阻滞三焦气机，很少深入营血，一般认为湿热不入营血。但热为湿阻，郁而热增，热势很重，又无外达之机，便可内迫里趋，逼入血分，发为动血之变。

被逼迫而深入营血之热，虽有伤阴动血之变，但在卫气分之湿仍裹热阻滞气机，所以舌质虽红或红绛，但舌苔仍白腻或黄腻，临证应特别注意观察，以决定选药组方原则。

（一）形成原因

湿热迫入营血多是误治或治疗不当所致。

1. 湿热郁阻上焦，迫邪入营血

多因误用寒凉、滋腻所致本证。湿阻上焦，只宜微辛微温、芳香宣化方法，开肺气以宣化湿浊，令湿散热透。误用寒凉，闭湿遏热，日久郁热内迫入血，可发为动血之变。其特点是舌尖红或红绛，苔白腻，或白腻浮罩略黄。不论病之新久，只要舌上白苔犹存，说明邪尚在上焦，并未深入。

2. 湿热郁阻中焦，迫邪入营血

多因误用辛温或寒凉，迫热深入所致本证。其特点是：舌苔黄腻而厚，或白厚腻，舌质红绛。虽有营血见症，但必兼见湿阻中焦之证，如腹胀呕恶、大便不畅、一身沉重无力、脉滑数等。若兼有食滞内停，可见舌苔腻而垢厚或根部厚腻，并有腹胀、恶闻食臭、大便不通等。

3. 湿热郁阻下焦，迫邪入营血

其病程较久，湿浊不化。特点是：除有营血分见症外，舌苔仍白腻或黄腻而干，二便失常，尿中带血且涩滞疼痛，大便溏而不爽或大便下血等。

（二）治疗原则

其治疗均不在清营养阴凉血，而重在开湿郁以宣展气机，令内迫之热外散，可少佐清热凉血之品，但不能闭阻气机而碍化湿。

湿热郁阻上焦并有营血之变者，仍用芳香宣化开上焦为主，少佐清营凉血之味，兼顾中、下焦；湿热郁阻中焦并兼有营血之变者，仍以辛开苦降为主，少佐清营凉血之品，兼顾上、下焦；湿热郁阻下焦兼有营血之变者，仍以淡渗利湿或导滞通腑为主，少佐清营凉血之品，兼顾上、中焦。总之，治湿不忘宣畅三焦，少佐清营凉血之品，使三焦宣畅，湿开热透，无须大剂凉血之味。

营热阴伤重者，郁开湿化，再酌情用养阴清热方法。

（三）与温热邪入营血的鉴别

湿热郁闭，阻滞气机，迫热入营血，与温热之邪伤阴而深入营血的区别，在于病位深浅不同，分辨的关键是舌质与舌苔的变化。

温热邪入营血，是伤阴之后的进一步发展，多不兼卫气分证，舌质红绛、深绛，舌体多偏瘦，无苔，脉象细数，且有神昏谵语、肢厥及动血见症；湿热郁阻，迫热入营血者，病仍以卫气分为主，伤阴不重，舌虽红或红绛但不瘦，苔见白腻或黄腻，脉弦滑或濡缓，即使有昏迷，也较温热入营血为轻浅。

九、湿温病的误治处理

湿温病初起，湿热阻滞气机，遏伤阳气致寒热模糊、恶寒发热、口干等症兼见。临证若不认真分辨，常注意清热、养阴而忽视宣化其湿，会因徒清热则湿不去，徒养阴则助湿。若用药过于寒凉，湿为寒凝，热为湿闭，湿既不化，热亦不清，日久郁热增重，甚则可内迫深入营血。处理方法应根据误治具体情况而定，但必须宣畅气机，使湿开热透。

（一）湿热邪在上焦，误用寒凉

湿温初起或温热夹湿邪在上焦者，若误用寒凉，轻则闭塞气机、湿热不得清透而致发热不退，重则冰伏其邪。

误用苦寒如黄连、黄芩、大青叶、板蓝根或大剂量银花、连翘，或早投抗生素之类，或恣食生冷食物等，除热不退外，还可导致肠热泄泻。

误用寒凉重剂，如生石膏、三宝之类可致冰伏而呈神昏肢冷，面黄晦暗，大便溏，舌苔白滑，脉濡软，涩滞不畅。

其处理方法：首先温化其湿，开寒凉之凝，宣畅三焦水道。药如苏叶、苏梗、藿香、佩兰、杏仁、草豆蔻、炒荆芥、防风，重则加干姜、桂枝，并加宣畅三焦之品。辛温之味在于散寒开闭，闭开寒去即止，不可过用，以防助热伤阴。

病案举例

杨某，女，5岁，1983年7月12日诊

家长代述：感冒发热三日，曾用小儿退烧片，热不退，某儿童医院给清解冲剂（内含大青叶、板蓝根之类）、红霉素等治疗，但热仍不退；又服麻杏石甘汤加减治疗后而成低热不退。每日上午37℃左右，下午38.5℃左右，两周余不愈，邀为诊视。

诊时见舌红、尖部起刺，苔白腻，脉濡软、按之弦细且数，指纹略暗达气关。胸闷、阵阵咳嗽气粗，精神疲倦困怠，面色灰黄少华，唇干不饮，食欲差，夜寐不宁。

辨证：湿热郁阻上焦，寒凉凝滞气机。

治法：散寒开凝，芳香宣化。

方药：苏叶6g，苏梗6g，藿香6g，草豆蔻2g，杏仁6g，前胡3g，半夏2g，陈皮3g，芦根20g，六一散6g。嘱服三剂。

三剂后舌苔退净，湿开热透，发热已除，但胃纳不佳，用调理脾胃方法，兼化余邪：生麦芽10g，水红花子10g，焦三仙各6g，蝉衣3g，僵蚕6g，片姜黄3g，茅根20g，芦根20g，木香3g。又服三剂，诸症悉愈。

按：本案初属暑温夹湿，邪在上焦，病犹轻浅，只宜芳香宣化，上焦得开，湿去热透。过早服用寒凉，湿既不化，热何以透？治之当先散寒开闭，宣展气机，并以芳香开宣上焦，兼畅水道，才能使湿祛热清。调理之法，重在畅气机，扶脾胃，不可一味温补、滋腻，防止壅滞助热。

（二）湿热邪在中焦，误用寒凉

素体阳气不足，脾胃俱弱，湿浊内停，又感湿热，邪归太阴，内外相合，阻于中焦。虽病初起，传变尤速。若误用寒凉，使中满增重，热势不减。若病程较久，发热不退，辛寒重剂或三宝之类与抗生素类西药叠进，致邪气深伏，不仅热不退，且使胸脘痞闷增重，腹胀疼痛、少腹尤甚，面色苍白，大便稀或溏滞不爽，小便清长，甚至四肢逆冷，舌苔白腻润滑，或见根部腻厚，脉象沉迟或沉软或沉伏不畅。

治疗急当温中散寒，宣阳通闭，以纠正由于误用寒凉所造成的气机郁闭，然后再按中焦湿温辨证论治。药宜辛苦温，如苏叶、苏梗、生姜、干姜、草豆蔻、半夏、厚朴、木香等，但不可过用，寒散闭开即止。

病案举例

尚某，女，51 岁，1978 年 7 月 5 日诊

主诉：感冒多日不愈，近觉口苦腹胀恶心，体温 38.8℃，医用白虎汤，一剂后胸闷气粗，腹痛如绞，大便溏泻，邀余诊视，面色苍白，舌苔白滑多液，脉象沉弦而细。

辨证：湿阻于中，寒凉凝涩气机。

治法：温中散寒，燥湿畅中。

方药：生姜 5 片，草豆蔻 3g，苏梗 10g、藿梗 10g，半夏 10g，厚朴 10g，檀香 3g，降香 3g，茯苓 20g。

嘱服两剂。

服一剂后腹痛、胀均减轻，胸闷已除。大便日四次，两剂后体温已降至 37℃，舌苔薄白腻，以清化余邪方法治疗。

方药：苏叶 10g，荷叶 10g，藿香 10g，淡豆豉 10g，炒山栀 6g，半夏 10g，木香 6g，茅根 10g，芦根 10g，保和丸 18g（包煎），益元散 10g。嘱服三剂。

三剂后热已退，用调理脾胃方法以善其后。

按：本案湿热邪在中焦，误用辛寒，损伤中阳，纠正方法在于温中散寒，宣阳解凝。

十、选案分析

（一）过用寒凉，冰伏邪气（赵绍琴医案）

张某，女，40 岁，1948 年 8 月 23 日诊

主诉：近感冒，头晕身热恶心，胸闷，全身酸软之力。昨

自服安宫牛黄丸二丸，次日胸闷异常，呼吸气粗，下肢浮肿，全身无力，四肢逆冷，面色苍白而浮肿，两脉沉伏，按之涩滞不畅，舌淡苔滑液多，小便不爽，精神萎靡。

辨证：暑湿过服寒凉，冰伏邪气。

治法：急以辛温通阳，芳香化湿解冰伏、散寒邪。

方药：桂枝 10g，干姜 6g，香薷 6g（后下），半夏 10g，厚朴 6g，草豆蔻 3g，炒川椒 6g，生姜 10g。一剂，急煎服。

二诊（8月24日）：药后周身潮润，似有小汗，身热退而胸闷大减，呼吸正常，面目四肢浮肿皆退，两脉已起而见濡软，四肢转温，舌质略红。此寒去冰释，改用芳香宣化方法。

方药：藿香 10g，半夏 10g，厚朴 6g，草豆蔻 3g，陈皮 6g，苍术 6g，生姜 6g，茯苓 10g，冬瓜皮 20g。

服三剂而愈。

按：夏日天气炎热，常阴雨连绵，热蒸湿浊，弥漫空间。若人之脾胃功能较差，内蕴水谷之湿，复感时令之湿，即内外相合发为湿热。本案初为暑温夹湿，日久若湿阻热郁，湿热相合，即为湿温。

初起头晕、身热恶心胸闷、全身酸软无力为湿浊较重，阻滞三焦气机，本当辛微温芳香宣化，开郁化湿清热，不可寒凉滋腻。

误服安宫牛黄丸之寒凉重剂，则凝滞气机，冰伏邪气。三焦阻滞，水道不畅，胸闷异常，呼吸气粗，水湿不行，下焦不治，溢而为肿。寒则凝滞不流，气血运行受阻，阳气受困，不能达四末，而见四肢厥冷。内闭之热郁久，还可内迫深入营血。

寒凝气机，邪热内闭，病情深重，切勿以为温病妄投寒凉。急当纠正由于误治造成的气机阻滞，以宣展气机，唯冰释寒散，气机宣畅，才能湿化热透、三焦通畅而肢暖厥回。此冰伏重证，非辛温燥烈之品，不能释冰开凝，故药用桂枝、川椒、草豆蔻、生姜振奋中阳、温散寒凝以畅中焦。药后寒散冰释，气机通畅，湿得分消，营卫通畅，故见微汗出而诸症俱轻。后改用芳香宣化方法，兼畅三焦，使湿去热透而安。

邪在上焦，误用寒凉，邪仍闭于上焦，纠正误治所造成的气机郁闭后，仍按上焦法治疗。湿温病中，只要舌苔薄白腻，说明邪气仍在上焦，热势虽重，也只能用芳香宣化方法，绝不可寒凉遏阻气机。安宫牛黄丸为寒凉重剂，只宜热入营血、内窍郁闭之证，虽有清心开窍之力，但无化湿之能，湿热病中万勿轻投。

本案若寒凝气机较轻者，亦可选用苏叶、苏梗、半夏、杏仁、蔻仁之类，温散宣气之品，以畅气机开郁闭。

（二）湿阻三焦（柳宝诒医案）

许某，病之初起，贪食饮冷。迨寒热大发，即觉胸膈痞闷，烦扰不安。七八日来，汗便通而未畅，邪气不得清化。刻诊胸闷依然，舌苔黄腻质红。想系向有痰湿，复为时令湿热所侵，内外合邪，湿郁热伏，气机窒闷，故邪机愈觉不达；脉象沉细，不能应指，职是故也。此刻清热则助湿，燥湿则助热。古人治湿热两感之病，必先通利气机，俾气水两畅，则湿从水化，热从气化，庶几湿热无所凝结。拟三仁汤合泻心法。

方药：杏仁、蔻仁、薏苡仁、滑石、川朴、赤苓皮、豆卷、法半夏、川连（干姜拌炒）、广陈皮、干菖蒲、姜竹茹。

二诊：昨进三仁汤合泻心法，右脉较畅，左部见沉郁，胸痞恶心，气机仍不爽快。此症因暑邪外侵，痰浊内蕴。而寒热烦扰，则引动内郁之邪，并乘肺胃，不得爽达也。拟栀豉泻心，佐芳香法，以泄浊开痹。

方药：淡豆豉、黑山栀（干姜炒）、豆卷、半夏、藿梗、佩兰、蔻仁、淡黄芩、滑石、菖蒲、前胡、瓜蒌皮、姜竹茹。

（下略）

按：柳氏治疗湿热时，主张"必先通利气机"，以宣畅三焦，使湿或从汗泄，或从小便而去，不令湿热凝结。对温热夹湿，可孤立热邪；对湿温病，可分解湿热，是治疗湿热病基本而有效的方法。

本案湿阻三焦，初以三仁汤合泻心法，展气机畅三焦以祛湿清热，令气化湿行；继以宣郁化湿清热方法，用药紧扣病机之变，但总不越宣气机、畅三焦、化湿浊，以分解湿热。虽有热象，但苦寒用量甚微，以防寒凉凝涩气机而碍化湿，方法稳妥而疗效可靠，凡湿热之证均可效法。

（三）误补致死（王孟英医案）

邵鱼竹给谏患感，杨某作疟治不应，始邀孟英诊之。脉软汗多，热不甚壮，苔色厚腻，呕恶烦躁，痰多腿酸，显是湿温。因谓其令郎子旗曰：湿温者，湿蕴久而从时令之感以化热也。不可从表治，更勿畏虚率补。与宣解一剂，各恙颇减。奈众楚交咻，谓病由心力劳瘁而来，况汗多防脱，岂可不顾本原？群医附和，遂服参、归、熟地生黄之药，病日以剧。最后，吴古年诊之云：此湿温也，何妄投补剂？然已末从挽救，交十四日而殒，始悔不从王议。

按：湿温初起，邪遏卫气，湿热阻于卫气之分，流连于三焦之中，寒热模糊。但其身热不扬，一身沉重无力，胸闷苔白腻，脉象濡软，口干不饮，与疟之寒热交作，汗出而解，每日或隔日复作，发有定时，截然不同。

本案初误作表证，用辛温发汗，助热伤阴，引邪深入，又以参、归、熟地生黄之类，温补滋补，壅塞气机，助湿闭邪。邪热内郁，耗阴蒸湿，阴伤热炽，竟致不救。《温病条辨》谓湿温初起，"汗之则神昏耳聋，甚则目瞑不欲言，润之则病深不解"，临证不可不遵循。

王氏用宣解方法，即芳香化湿，宣郁清热，湿化郁开则热清，与证相切，故一剂各恙颇减，效不更法，病即向愈。然更张易辙，误补不救，悔之晚矣。

为引起临证注意，特录以备考。

第八章　卫气营血与三焦证

　　卫气营血与三焦辨证作为温病的辨证纲领，是温病学的理论基础，且具有广泛的临床价值。其不仅可用于温病，即便用于各科杂病的治疗，也常可获得满意的疗效。但对卫气营血与三焦证候的本质、相互关系与区别，尚缺乏专门论述。现根据多年教学与临床体会，作如下探讨，并请指正。

一、卫气营血与三焦证的本质

　　长期以来，全国中医院校统编教材之《温病学》与若干温病学专著中对卫气营血与三焦辨证的论述，多是罗列卫气营血与三焦证的基本证型与见症，对其实质与区别并无进一步论述。《温病条辨》是将卫气营血与三焦辨证交混穿插并用的。有人认为，三焦辨证只作为脏腑定位，卫气营血与三焦辨证并存则不易被掌握和运用，是该书的一大缺点。有人甚至主张将卫气营血、三焦辨证与六经、脏腑辨证统一起来，这样就从根本上抹杀了它们的本质与特点。如此等等，不一而足。但不难看出，他们多是强调事物的表面现象，夸大了两种不同事物的共性，却忽视了对其本质、个性的认识。

　　随着理论与临证的深入，材料的逐渐积累，人们对此的认识也在逐步深化。

　　众所周知，温病为温邪所引起的外感急性热病。温邪是外来的邪气，本有温热与湿热之分，侵入人体之后而发病。就其病机本质而言，不外乎损伤人体的阴液与阻滞正常气机的升降出入，且二者又常相互影响。但因侧重点不同，二者又有区别。

卫气营血具有浅深的分布层次和相应的生理功能。如卫是人体的一种阳气，具有"温分肉、肥腠理、司开合"的作用。它分布于人体体表，具有保卫作用，部位在最浅层，由肺的宣发而抵达体表。气为水谷所化生，因肺之宣发而达全身及五脏六腑而温养之，分布部位较卫为深。营为水谷之气化生而成，所谓"谷入于胃，以传于肺，五脏六腑皆受气"，其"清者为营"；又因其"注之于脉，化以为血"，知营是血的组成部分；"营行脉中"，可见其较气所在部位更深。血则是血中的营养物质，其部位最深。

总之，卫气营血在人体中有浅深不同的分布层次，它是人的生命和人体各种功能活动的物质基础，也是我们研究卫气营血证候本质及传变的基础。

临床实践证明，卫气营血证候即是"温邪"侵入人体后，"邪气"所在部位的层次分布，其浅深与卫气营血的分布浅深层次一致。我们认为，卫气营血证候中邪气的浅深，对人体的脏腑、器官的功能及实质的损害，与卫气营血分布的浅深，所涉及的脏腑、器官相一致。而"邪气"为什么会停留在某一个阶段或层次？它是怎样深入的？在各个不同阶段的本质区别是什么？弄清这些问题，有利于温病理论与临床水平的提高。

对事物本质的认识，是在实践中得来的。卫气营血证候的本质，存在于临床见症之中。

卫分证因病轻邪浅，临床主要见症为发热、微恶风寒、咳嗽、口微渴、舌边尖红、苔薄白、脉浮数等。其变化与深入皆由"口干"或"口渴"的程度变化而决定。因卫分证"邪"轻仅伤肺津或肺阴,故只见"口微渴";若阴伤而"口渴"增重时,说明"邪气"已深入了。可见阴伤程度的轻重,是决定"邪气"是否传变深入的关键。若热虽重而阴未伤,或阴伤很轻,则邪气并未突破卫分防线,仍停留在卫分,此与发热的轻重、时间的长短无关。这一点已被大量的临床实践所证明。有患者虽发热十余日或更长,体温可高达40℃以上,但邪气仍然停留在卫分而未入气分,此时仍可用卫分方法治疗。为此,我们总结出邪气在卫分的判断标准:①高热无汗——为卫肺郁闭的结果。②舌苔薄白、口不渴或微渴——邪浅且未伤阴。苔薄白一般只有口干、微渴,不会"口大渴"。③咳喘——肺气郁闭。④脉浮——邪在肺卫之浅层。此时卫分证的特点是以肺卫郁为主。因此,卫分证的本质是肺经郁热,微有阴伤。

气分证是邪在卫分伤阴后的深入与发展。临床的主要见症为高热,烦渴,或大便干结,汗出,舌红,苔黄,脉数。"烦渴"即心烦口渴或大渴,是热伤肺胃之阴的标志。其他见症如发热,舌红苔黄,汗出,大便干等均随口渴程度的加重而加剧。肺胃阴伤是气分证的本质,阴伤与邪盛之高热、汗出、苔黄等则是气分证的表现形式,而汗出热不退、烦躁、口苦、腹满等则为气机阻滞、邪热蒸灼的结果。所以说,气分证的本质是邪热炽盛、肺胃阴伤。

营分证为肺胃之阴既伤,邪仍不解,进而深入阴分,伤及血中之阴所致。其临床见症是身热夜甚,口反不甚渴,心烦不寐,或斑疹隐隐,时有谵语,舌红绛,脉细数。营分证中舌绛、脉细、口反不甚渴均为阴伤更重的见症。舌质由红转绛为热入营分，营阴伤血浓稠又为热蒸所致；脉细为脏阴之亏，脉数乃热象。热入营分，阴伤更重，本应口渴加重，为什么反而不甚渴呢？其原因是：①入营之热内扰心神，可出现神志不清，对渴的反应已不十分敏感，自己已无法分辨渴的程度；②深入于阴分之热，蒸营阴上潮于口，虽阴伤极重，但口中仍有津液濡润，故不觉口渴。

近几年来，一些地方对卫气营血证候的实验研究发现，随着卫气营血证候的变化，微循环功能障碍与血液流变学指标均递增，即为伤阴逐步增重的明显证明。

上海地区对流行性乙型脑炎的观察认为，温病进入营血阶段，其血沉、血沉方程 K 值、红细胞电泳、纤维蛋白原均明显高于正常值，而病在卫气阶段只有红细胞电泳一项增高，说明这些血液流变学指标的改变是营血分证热伤营阴的结果。也有人对温病营血阶段的血中钠、钾、氯进行测试比较，发现热重伤阴病人的血内钠、氯降低为多见。由此可见，卫气营血证候的传变，热伤阴是其病理基础，卫气营血证候的本质是热伤阴浅深不同层次的分布。

血分证与营分证的本质基本相同，只是程度的区别。一般来说，血分证除热伤营阴较重外，又见热伤血络，热迫血行之证。热入营血而未动血者，称为营分证；兼见动血者，即称为血分证。

综上所述，卫气营血传变是以邪热伤阴的程度为根据的，卫气营血证实际是邪热伤阴程度浅深层次的病位分布，虽在不同阶段都兼有不同程度的气机阻滞，但作为病程阶段划分的依据，仍是阴伤的程度。如同为肺经郁热，卫分证阴伤轻，症见"但咳，身不甚热，微渴"；而气分证阴伤较重，可见"咳喘气粗、高热、烦渴"。同为心包证，虽皆可见神昏谵语，但热陷心包证因伤阴重而舌绛为营分，湿热蒙蔽心包则因伤阴轻而见舌红苔腻为气分。

三焦是依人体脏腑所在部位而划分的三个区域，同时包括了所属脏腑的功能。而"三焦者，决渎之官，水道出焉"，则是所属有关脏腑功能的综合体现。胃上口以上为上焦，脾胃为中焦（胃上口至胃下口），胃下口以下为下焦。其所属脏腑为：上焦心（包括心包）、肺；中焦脾、胃；下焦肝、胆、肾、大小肠、膀胱。人体的水液代谢，营养敷布，废物的排泄，是各个脏腑协作完成的，但就其功能而言，有上焦如雾、中焦如沤、下焦如渎之说。

所谓上焦如雾，主要是肺的宣降功能，即肺的宣发与肃降而布散水谷精微达全身，并由肺的宣降而促进人体气机的升降出入。由于肺与大肠相表里，大便干燥会影响肺气的宣降；而肺气的宣降对大便又有推荡之力；肺为上焦，是水之上源，膀胱为下焦，是水之下流。下焦闭塞，则影响肺的宣降；而肺气宣降又可促使小便通利。上焦病主要是肺的宣降功能障碍的病变，若阴伤不重一般不涉及心与心包。

所谓中焦如沤，主要是指脾胃腐熟水谷、升清降浊功能。脾升以运化水谷精微，胃降而传输糟粕。脾胃居中焦，是人体气机升降之枢，中焦不畅则直接影响人体气机升降。因此，中焦病是脾胃升降功能阻滞的病变，可为邪阻，也可为阴伤。

所谓下焦如渎，主要是指废物源源不断地被排出体外。下焦气机不畅，直接影响大小便的不通或不爽。肝肾同源，邪热耗伤精血也属下焦病候。

可见，三焦证的本质是三焦所属相应脏腑气机升降出入被邪气阻滞的病变。

卫气营血证，是温邪伤阴程度轻重不同的浅深层次分布；三焦证是温邪阻滞气机的部位区别。温邪伤阴且阻滞气机，为卫气营血病变涉及三焦；湿热之邪阻滞气机，日久化热又可伤阴，则为三焦病变涉及卫气营血。

二、卫气营血与三焦证的关系与区别

卫气营血与三焦辨证，虽反映同一脏腑的病变，但卫气营血主要反映温邪伤阴所出现的病理特点与临床见症；三焦则主要反映温邪阻滞气机所出现的病理特点与临床见症。二者既有联系，又有区别，互相补充，从横纵两个方面反映温病的不同类型与阶段的本质。

从病位上看，上焦病与卫分证均涉及肺，其区别是：肺津伤，热不解，为卫分；而肺气郁则为三焦辨证之上焦，因"太阴之为病，脉不缓不紧而动数，两寸独大，尺肤热，头痛微恶风寒，身热自汗。"因其热邪伤阴不甚，肺卫之郁较重，故可称为上焦卫分。若肺热阴伤较重，出现口渴、咳喘痰多、苔黄者，为上焦气分证。

湿温初起，湿遏卫气，恶寒发热，一身无力，头重如裹，胸闷苔腻，为湿邪阻滞气机，并无阴伤，为上焦湿热，不能称作上焦卫分。

仿此，热陷心包证因营热阴伤，又有痰热蒙蔽心包阻塞心窍所致气机郁闭，可称为上焦营分，而清营汤证为热伤营阴只称为营分证。白虎汤证为气分证，湿温中焦湿重者为中焦证，湿热并重者称作中焦气分证等。下焦病中，二便因湿与热所引起的不通或不爽，分别称为下焦气分证与气分证。而肝肾阴伤所引起真阴亏损、虚风内动等证可称为下焦温病重证。

这些以伤阴与气机阻滞来确定卫气营血与三焦辨证的方法，可清楚地揭示温病证型的本质，便于掌握其变化及治疗规律。

三、卫气营血与三焦证的治疗规律

根据卫气营血与三焦证候的特点与本质，卫气营血证治疗重在养阴清热以达邪外出，三焦证则重在宣畅气机以泄化邪热。在临证运用中，应根据阴伤与气机阻滞的程度与类型，二者又当兼顾，不可截然分开。

卫分证，阴伤不重，以肺气宣降受阻为主，治疗重在恢复肺的宣降而达邪外出；气分证为热重阴伤，当以清热养阴为主，若兼气机不畅，再加宣畅气机之品；营分证，应以养营阴、清营热为主，并根据气机阻滞的情况，酌加宣畅气机或开窍之品，均属卫气营血与三焦辨证并用之法。血分证，是热入血分，灼伤血络，迫血妄行之证，治疗在于凉血散血。

三焦辨证中，上焦湿热的治疗重在开肺气、化湿浊、畅三焦：微汗出，令湿从汗去，热随湿解。中焦病治宜畅中，即升脾降胃：升脾气以运化水谷水湿、降胃气以传糟粕。胃降则脾升，脾升胃可降，脾胃升降以行，中焦郁滞立消。下焦病为二便不畅，其阻滞在大肠、膀胱，当通二便以畅气机：因于热者当清，因于湿者当渗化，因于阴伤者当润，各随其证也。三焦气机阻滞虽有上、中、下之别，且侧重点不同，但常相互影响，治疗时应当兼顾。

下焦温病重证，肝肾阴伤，邪少虚多，或纯虚无邪，因阴大伤气机不得周流，治疗重在养阴而以大队血肉有情之品，养阴而畅气机是卫气营血与三焦辨证的统一。

总之，卫气营血与三焦辨证分别揭示了温邪伤阴与阻滞气机的程度、部位的病理变化与证候特点。二者既有区别又密不可分，且不能互相取代。二者并存，交叉使用，可以深刻地揭示温病不同证候的本质，更有利于临床辨证与选药组方。

第九章　不必提倡寒温统一

《素问·热论》谓："今夫热病者，皆伤寒之类也。"《难经》："伤寒有五：有中风、有伤寒、有湿温、有热病、有温病。"自古即有广义伤寒与狭义伤寒之分，概念不同。《伤寒论》中明确指出："太阳病，发热而渴，不恶寒者为温病。"即告诉人们，温病不是伤寒，因它与伤寒见症不同，应予区别。

但自汉代以来，人们都认为温病即伤寒，而没注意到《伤寒论》中的警告："太阳病，发热而渴，不恶寒者为温病。"即指出其不是伤寒。汉代以来都用伤寒方法治疗温病，故误治、错治很多。主要有：卫分误用辛温发汗伤阴助热，热邪内窜营血而汗不出，出现发斑疹或汗出过多伤营血内闭心包，出现神昏谵语，使病情增重或不治。因此，在病之初起就明确区别寒温界线，不可混称而造成误治。

有一段时间，主张"寒温统一"的人找了不少理由，但不论是什么理由，都是把温病理论和临床简单化，抹杀了温病与伤寒区别这一特点，把温病的理论与临床研究引入迷途。

随着科学技术的发展，学术研究越来越深入、细致，一些新的学科、边缘学科不断产生，只是说明人们对自然界客观事物认识的深入，抓住其特点更接近于事物的本质，更接近其内在的固有规律，而不是永远停留在其表面上，为人们更好地利用其规律成为可能，"寒温统一论"实际上只强调事物的共性，而忽视了事物的个性和特点，这是造成临证错误的关键。在临床中，我们只要掌握其症状的特点，才能正确辨证用药，并取得很好的疗效。若硬把温病归入"伤寒"，并使之统一起来，势必产生很多混淆不清的概念，使人手足无措。如陆九芝谓："神昏谵语，皆属胃家。""温病只有经腑二证，经证用白虎汤，腑证用承气汤，有白虎承气二方，没有不可治之温病。"当时人们只知道神昏谵语就是腑实证，直到叶天士提出"温邪上受，首先犯肺，逆传心包"而出现神昏谵语，必须清心开窍才能使营血郁热外达而转危为安，从而使中医的临床水平大大提高了，人们视野的开阔，使人们明白了理论创新给临床带来巨大成效。

　　就温病气分证而言，也只是与伤寒阳明证有大体相同的病机和见症，临床也必须注意其区别才能有效地、有针对性地用药，以提高临床疗效。如伤寒中下法只有三承气汤，所谓急下存阴，而温病更加注意到不同阶段伤阴程度及兼证，下法中列有包括三承气在内的如增液承气、宣白承气、牛黄承气、导赤承气、陷胸承气、白虎承气、护胃承气、养阴承气、解毒承气、增液汤、新加黄龙汤等十多个承气而说明辨证之精细、治疗之精确，都是前人所不及的。无形热盛的白虎汤证，因其伤阴较伤寒为重，药物用量也有所不同。

　　温病治疗在不同阶段都有其规律可循，而这些规律都是经过长期反复临床实践所证实的，即"在卫汗之可也……到气才可清气……入营犹可透热转气……入血就恐耗血动血，直须凉血散血"。叶天士并指出："前后不循缓急之法，虑其动手便错。"

　　有人企图改变这一规律，认为"温邪上受，首先犯肺，逆传心包"，所以会"逆传"。其原因是叶天士没有过早使用

"截断"方药去"扭转"病势的发展所造成的。这是一个极大的误解！其意思是说，病在卫分即可用气分或营分药，就可以扭转病势发展了。这一观点早已为临证所否定，其所见在卫分用气分或营分药者，其实并非单纯卫分证，实际上是卫气同病或卫营同病，显然这时是可以加气分或营分药的，为卫气、卫营同治，此已不是什么"截断"或"扭转"了，还没有超越叶氏的"在卫……到气才可清气……"的这一规律。

在临证中，笔者无数次遇到卫分误治，或不到气分清气，或过早养阴清营之病例，最后还得按叶氏卫气营血用药加以纠正，才能使热退病愈。如一病人因发热住院（男，70多岁），西医经过所有检查手段而无法确诊，所有检查均未发现问题，滥用所能用的抗生素与激素，住院一月余，病由低热变成高热，体温达40℃，只有临时反复用退热片，暂时退热，几小时后热又起，医者束手，病人只好出院。此为过用抗生素寒凉，闭塞气机，郁热不能外达，造成高热不退。诊时见舌红无苔，舌面水滑，脉象濡软，按之弦滑而有力，故改用微苦、微辛、芳香宣化方法，药如杏仁、苏叶、苏梗、桂枝、豆豉、炒山栀、连翘、藿香、佩兰、茅芦根等，服六剂热已退。另如有病人男，40余岁，近日外感，发热微恶寒，自服清开灵口服液，体温顿达40℃，告急！其时外感病当较浅，还需从卫分而解，为过用寒凉卫分郁闭之故，急停清开灵，并用感冒清热冲剂6~12g，温开水冲服，服后不久，体温即降至正常。

实践证明，卫分过早用清气法，是临床大忌。其后果有二：①邪气深入营血，但高热不退，或低热经久不退。笔者在山东半岛看病时，曾连续治疗几十例低热不退的病人，均为误治所引起的。其中有一男子，50岁左右，为邮电局副局长，其称低热已 10 年以上，使用各种治疗方法，热始终不退，一身无力，并已失去治疗信心。诊时细观脉舌，并详细寻问病程及治疗经过，诊断为外感时早用苦寒，并大量使用各种抗生素所致。此类病人经常遇见，仍用辛微温芳香法治疗，宣畅气机，化湿清热，利三焦，郁开湿化热退，一周后低热退净。②卫气郁闭且致邪气深入，有的内陷营血，有的热趋大肠，兼见肠热利，且发热仍不退，特别是小儿发热时多见。因小儿身体稚嫩，易于感邪发热，有个别儿科医生一见发烧即上抗生素，继用激素，烧退即罢，若不退则无计可施。有的用中医协定处方，一见小儿发热，便大量使用清热解毒之药，方多以大青叶、板蓝根、生石膏、黄连、黄芩之类过于寒凉，导致卫分郁闭而发热不退。或中西药并用，致高热或低热不退，咳喘并作，泄利兼见，甚者神志不清，或见呕吐频作，如此等等，皆为清气过早所致。

若兼湿之外感，更应注意湿邪之深浅，以化湿为主，并宣畅三焦，令湿去热清，且不可一味苦寒、辛寒。若热湿不辨，则难以治疗。

下焦湿热更与伤寒三阴差别甚远。

由于温病学的出现，治病方药大大补充了伤寒方药之不足。现代生活习惯，饮食成分改变，社会关系复杂，均导致郁热证增多。笔者在临床中注意到这一情况，因符合温病的某些特点，多以轻宣透热法取效。如心脏病、高血压属于古人谓胸痹者，古方以瓜蒌薤白半夏汤、瓜蒌薤白白酒汤之类，而温阳通痹以温通心阳治之，皆主张"温通"法。所谓："心为阳中之太阳，通于夏气。"此类病人多见舌红绛或红绛、尖部起刺，且四末不温，此为热郁所致，非阳气不足，改用凉通法，以小陷胸加枳实汤加水蛭、羚羊角，以凉血透热，每取良效，说明温病的治疗方法有普遍临床意义。

从临床实践出发，叶天士关于"卫气营血"的理论和治疗规律是应该遵循的，目前我们应深入研究其传变规律中兼症出现的特点，及时增减药物，并非不遵其规律。所谓"寒温统一"，是忽视其特点，模糊其规律，没有必要，也不可能，若牵强附会硬性统一，也只是貌合神离，给理论和临床造成混乱，阻碍温病理论与临床研究，使初学者无所适从，有弊无利。

所谓"截断""扭转"，只是误解，其实并没有截断，也不能"扭转"，只有辨证论治才能"截断""扭转"病情发展。有是证用是药，不见其证而用其药，不是错治就是误治，这并不是凭人们想象的，而是事物的客观规律决定的；我们不信"权威"的设想，只信临床实践的检验。

我们始终认为，温病不是伤寒，温病学的出现是中医学的进步与提高。伤寒与温病虽都是研究外感热病，但因研究对象各有其特点和规律，所以不可能统一，也没有必要统一。我们没有必要在共同点上花费精力争论，而应在其各自独立的特点上下工夫，深入研究，为更快更好地提高中医理论与临床水平而努力。

第十章　用温病的辨证方法治疗杂病

温病的辨证论治方法，即卫气营血与三焦辨证的理法方药，不仅可以用来治疗外感急性热病，同时也可以用于内科杂病，特别是对一些疑难病，用之每获良效。现就其规律作如下探讨。

一、温病的方法为什么能治杂病

温病中关于卫气营血与三焦的理论，是温病辨证论治的基础。它可以区别温病的性质（温热、湿热），辨别病位，区分病程，推断病理，概括证型，决定治则，说明传变。因此，我们有必要对卫气营血和三焦证候的本质进行深入的研究和认识。

温病可分为两类：温热性质的温病，即温热病；湿热性质的温病，即湿热病。温热主要伤人之阴液，湿热主要阻滞气机。

由于温热之邪的伤阴程度不同，而有卫气营血之变；湿热邪气阻滞气机，有阻于上、中、下之异，故有三焦之别。湿阻气机，致邪热内闭成湿阻热郁之证。热为湿阻，郁而热愈积；湿因热蒸，必成弥漫之势。其可蒙蔽神明而为昏厥之变，内迫营血而成动血之证。

卫气营血与三焦辨证都是不同脏腑病变的概括，二者既有联系，又有区别，互相补充，纵横交错，构成了完整的温病学辨证论治体系。

（一）卫气营血辨证

卫气营血传变，实质是随着温热之邪伤阴程度的加重，是邪热逐步深入的结果。

温病初起，邪在卫分，伤阴较轻，病以肺卫功能受阻，肺之宣降功能障碍为主，立法处方皆立足于恢复肺卫之功能以祛邪。

气分证伤阴渐重，而见壮热、口渴、汗出、脉大。临床表现为不同脏腑的功能障碍，主要是肺的宣降功能（较卫分证热重）、脾胃的升降功能、肝胆的疏泄功能、大小肠的传导功能、膀胱的气化功能、人体气机升降出入功能受阻，等等，涉及肺、胃、大小肠、肝胆、三焦膀胱等，伤阴较卫分为重，病邪渐渐深入于里。

气分高热大汗出的结果是病仍不解，进而邪热伤及心阴（汗为心之液），渐渐深入营分。

营属阴分，热伤营阴为血中之阴受伤，是热邪深入的条件，其伤阴较气分更重。

血分证是营分证的深层，热已入营，营热阴伤，若病仍不解，进一步发展有两种趋势：热重者，可灼伤血络，迫血妄行为动血证（包括各种出血证及发斑），并进而转为下焦温病，热不动血者，可逐渐耗血（即伤心肾之阴），重则耗伤肝肾之阴而为肝肾阴伤、水不涵木之虚风内动（即下焦温病）。

总之，卫气分证的热邪伤阴较轻，为功能障碍；营血分证的热邪伤阴较重，为物质损伤。因此，卫气分证与营血分证病理有本质的区别。吴又可说："气属阳而轻清，血属阴而重浊，是以邪在气分，则易疏透；邪在血分恒多胶滞。"营血分证较之卫气分证的病情更为深重，卫气营血证候的区别，实质上是邪气深入的层次及伤阴程度的客观反映。

（二）三焦辨证

三焦传变，实质是湿热邪气沿三焦水道下行，并阻滞于三焦水道，影响其所属脏腑功能的结果。

湿热之邪，其性黏腻，必沿三焦水道自上而下行，可阻滞于上、中、下焦的不同部位，或弥漫于肌肤、经络，阻碍气机的升降出入，直接影响所属脏腑的气化功能及水道的通调，从而表现为三焦病的不同证候类型。

上焦湿温（包括温热夹湿）是湿阻上焦，主要影响肺的宣降功能和水道的通调。肺为水之上源，湿阻于上，肺气不利，上壅以致下闭；三焦阻滞，上源不通，下流不行，其水液代谢障碍主要责之于上焦。

湿阻中焦主要影响脾胃的升降功能和三焦水道的通畅。脾胃居中，是人体气机升降出入之枢纽，脾升以运水谷，胃降以传糟粕。中焦不畅则气机升降受阻，清气不升、浊阴不降，三焦水道不畅，由此影响水液代谢功能。

湿阻下焦主要影响膀胱、大小肠的气化功能和传导功能，并由此引起水液代谢、糟粕的传导功能失常和三焦不利，表现为大、小便失常。大小肠、三焦膀胱均为腑，六腑以通为用，所谓传化物而不藏。湿邪阻滞，气机不畅，则水道不利。

所以三焦证候的本质是湿热阻滞水道的不同部位，影响到所属脏腑功能和水道通畅的客观反映。

综上所述，温病中的卫气营血和三焦理论，概括了温邪

（温热、湿热）侵入人体后，沿着不同途径传变的规律及阻碍脏腑功能或损伤营养物质的各种表现形式。外邪的存在是产生外感病的主要原因，因此外感病的理论和临床问题应立足于如何有效地祛邪和恢复脏腑的功能，二者又是相互影响的。一般地说，脏腑的功能障碍或物质损伤，是外邪侵入的结果。祛除邪气，则有利于脏腑功能的恢复；而恢复脏腑功能，又有祛邪外出的作用。二者在温病的不同阶段又各有不同的侧重。

温热病卫气阶段的邪盛正气损伤一般较轻，治疗以祛邪为主；而营血阶段的邪盛正伤较重，治疗应以祛邪扶正并举；下焦温病，肝肾阴伤，邪少虚多，治疗重在扶正。而湿热病三焦证的不同阶段都是湿阻气机，治疗皆以祛湿宣畅三焦为主。

内科杂病，不论是阴阳、气血、津液、经络、升降出入的失调或损伤，也莫不与一定的脏腑相联系，并由此影响或波及其他脏腑与经络。其在与温病卫气营血或三焦证某一阶段所引起的脏腑功能障碍或物质损伤相同情况下，仅病因不同，而病机的本质是相同的，二者应有大致相同的临床见症。按照中医辨证论治、异病同治的原则，可以按温病的辨证论治方法进行治疗，通过恢复脏腑的功能而达到治愈的目的。临证应以疗效为客观标准，即是用温病的辨证方法治疗内科杂病的理论根据。

二、证型分类与验证

按温病的辨证论治方法，内科杂病大体可分为湿郁证（包括痰湿证）、热郁证、湿阻热郁证三个类型。热郁证涉及卫气营血的不同阶段，但以营血为主；湿郁证多类似三焦证的各

个阶段，但以中焦证为多；湿阻热郁证最多，常以卫气营血与
三焦证并见。

（一）热郁证

热郁证是指气机阻滞，热自内生。由于气机不畅，日久渐
重，热不能外达且郁于气分，可有气分不同阶段的见症，但最
多见的是郁热内迫、深入营血。

此多见于素体阴虚体质的病人，如妇女、小儿和老人。

阴虚之人内蕴虚热，一有情志不遂，气郁不畅，即形成郁
热内闭。郁久热增，渐可内迫伤阴，深入营血。若素嗜酒或多
食辛辣肥甘油重者，则助热伤阴，内热尤重。

妇人经期产后，气血虚亏，体阴不足，一有心情不舒，则
致肝郁气滞，郁而生热，久则伤阴入营入血。

小儿脏腑娇嫩，后天未充，易虚易实。又因家长溺爱，饮
食不节，过食肥甘厚味及高能量食品，胃肠积滞内停，蕴郁生
热，久则内迫深入。

老人下元已虚，内热素盛，脾胃功能较差，或有宿疾，内
蕴之热多在营血。

不论病在哪一脏腑，其郁热深入营血，都有营热阴伤见
症：心烦急躁，夜寐不宁或梦多失眠（营气通心，营热扰心，
轻则烦，重则神昏谵语），口干欲饮（阴分不足），或见四末
不温（气机不畅，阳气不能顺达于四末），大便干结（阴伤肠
燥），舌红绛起刺（营热、阴伤，热虽郁但欲外达），脉弦细
而数（弦则为郁，细为脏阴之亏，数乃热象）。其与温热邪入
营血伤阴证所不同的是：无发热见症（有的病人有时可见低
热），其他症状均较温病营分证为轻。虽曰邪热深入营血，但

因其病势缓，热轻，多无动血之变。

治疗可仿营分证，用宣郁养阴凉血（营）透热方法。因其为郁热，必有外达之机，故宣开郁热外达之路常是治疗的关键。营阴得充，气机宣畅，则郁开热透。药用：生地黄、麦冬、沙参、玄参、石斛、花粉、西洋参、白茅根、赤芍、丹皮、紫草、羚羊角等。

治疗中应注意禁食辛辣食物，以防伤阴助热而影响药物的治疗效果。

临证不少久治不愈的痼疾，只要符合上述特点，就可用凉血宣郁透热方法治疗，取得较好疗效。

病案举例

案一　张某，女，24 岁，病历号 C337663，1986 年 6 月 19 日诊

多发性大动脉炎

主诉：1985 年 3 月，因头晕、心慌、多梦失眠、食欲缺乏而去医院检查，经北京某医院查：血压左 130/110mmHg，右 150/90mmHg；血：钠（血清）140mmol/L，钾（血清）4.7mmol/L，氯化物（血清）105mmol/L，肌酐 0.5mg%，尿素氮（B、U、N）11mg%，二氧化碳结力 68Vol%。

尿儿茶酚胺：儿 A：13.663mg /d，A：2.35mg/d

VMA：1.8mg/d

ANA（荧光法）：抗 DNA 抗体（－），LF 细胞（－）

IgG205，IgA150，IgM310。

蛋白电泳：白蛋白：53.0%

球蛋白：α_1 3.2%，α_2 6.9%。

β 12.4%，γ 24.5%。

两侧甲状腺可闻及血管性杂音，左＞右，左侧桡动脉未扪及，左肾亦可闻及血管性杂音，下肢小腿皮肤散在硬结红斑已十余年，左侧为多。

肺动脉区可闻Ⅱ°收缩期杂音，腹主动脉左侧可闻Ⅲ°收缩期杂音，经协和医院诊断为多发性大动脉炎。

曾服用 INH、泼尼松、复方降压片、维生素等，并服温经散寒、活血化瘀中药多剂，但头晕、胸闷不减、记忆力及视力均减退，眼前不时出现黑圈，一直疲乏无力，劳累加重，并因此长期病休。

诊时见面色萎黄暗浊、眩晕、胸闷、一身无力，烦躁失眠，夜寐梦多，舌红尖部起刺，苔薄白腻，右脉弦滑，左脉弦细。血压：左 145/90mmHg，右 150/100mmHg。

辨证：湿郁上焦，郁热内迫，深入营血。

治法：化湿宣郁，凉血透热。

方药：生黄芪 10g，赤芍 10g，防风 10g，晚蚕砂 10g，菊花 10g，佩兰 12g，白芷 3g，丹皮 10g，苦丁茶 10g，白茅根 30g，羚羊角 1g（冲）。六剂。

二诊：上药服后眩晕、胸闷等症状减轻，睡眠轻佳，舌质红略暗，脉按之弦滑细略数。血压：左 130/90mmHg，右 140/80mmHg。郁热深入营血，仍用宣郁凉血透热方法。

方药：淡豆豉 10g，炒山栀 10g，丹皮 10g，菊花 10g，苦丁茶 10g，牛膝 10g，益母草 20g，西洋参 2g（单服），羚羊角 1.5g（冲）。

此方加减进退，至 1987 年 1 月 24 日时诸症皆轻，头已不晕，视力恢复，眼前黑圈消失，睡眠转佳，精力充沛，血压稳定，为 130/90mmHg 左右，并恢复正常工作。

1987 年 5 月底来告：一切良好，精力充沛，不觉疲乏，并已完成电大三门课程考试。仍以前方增损，并加服牛黄清心丸、大黄䗪虫丸，嘱其定期复查。

1988 年春节，经访一切正常。

按：多发性大动脉炎的病因尚不清楚，现代医学认为是主动脉及其分支的慢性、进行性、闭塞性炎症，中医没有相应的病名，相当于心悸、眩晕的范畴。西医多用扩张血管及抗生素类药物治疗，中医则多用活血化瘀、温经散寒通络之类药物治疗。

初诊见舌红起刺，苔薄白腻，头晕胸闷，一身无力，心烦急躁，失眠梦多。此与湿阻上焦，迫热入营，营热扰心见症相似。治疗选用化湿宣郁、凉血（营）透热方法，湿化郁开，营血分郁热外达，诸症可愈。

方以佩兰、白芷、菊花芳香宣化，上清湿热、开郁以清头目；丹皮、赤芍、白茅根凉血清热，羚羊角清透郁热而凉血，栀子豉汤宣郁清热兼畅三焦，使湿与热从小便而去；西洋参甘寒滋营阴而清营热，合以清营凉血，宣郁透热，符合营分证的组方原则。

热郁营血，气机郁阻，是郁热不能外透的主要原因。凉血（营）清热养阴之中必须加入宣郁开闭之品以展气机，使郁热外透，绝不可辛温通络，否则伤阴助热，只能使郁热增重而给治疗造成更大的困难。

本案主要抓住热郁营血，营热扰心的特点，用清营养阴、凉血透热方法，使郁开热透、营卫通畅，脏腑功能得以恢复，从而达到治愈的目的。

案二　马某，女，36 岁，病历号 13449，1985 年 4 月 12 日诊

失眠

主诉：数年来头晕、心烦急躁，严重失眠，常彻夜不寐，有时精神失常。先服西药安定之类，后渐无效而改用中药治疗，如酸枣仁汤、柏子养心丸、归脾汤之类加减化裁，其中丹参、炒枣仁、柏子仁、生龙骨、生牡蛎、龙眼肉、合欢皮、夜交藤等用量极大，且经常服用，服后暂时入睡，停药后则依然如故，此方已连续服用一年半。

诊时见舌红起刺，脉按之弦细而数，心烦而夜不能寐，口干多饮，月经提前，色黑有血块。

辨证：阴分不足，热郁营血，营热扰心。

治法：甘寒养阴，清营透热。

方药：沙参 15g，生地黄 10g，玄参 15g，丹皮 10g，淡豆豉 10g，生山栀 10g，防风 10g，炒荆芥 10g，半夏 10g，竹茹 10g，蝉衣 10g，北秫米 10g。三剂。

二诊（4 月 15 日）：上药服后，头晕减轻，睡眠好转，但仍心烦急躁，夜寐易醒，舌红、尖部起刺，脉象弦细略数，仍用宣郁清热方法。

方药：生地黄 20g，赤芍 10g，丹皮 10g，淡豆豉 10g，生山栀 10g，半夏 10g，竹茹 10g，防风 10g，炒荆芥 10g，夜交藤 20g。三剂。

三诊（4 月 18 日）：夜寐已安，舌红起刺，脉象弦细略数，余热未尽，仍用养阴宣郁方法兼以凉血透热。

方药：生地黄 15g，丹皮 10g，淡豆豉 10g，炒山栀 10g，半夏 10g，竹茹 10g，旱莲草 10g，女贞子 10g，夜交藤 20g。

六剂。

后告之失眠已愈。

按：本案为素体不足，内热蕴郁，久则热入营血，郁热内扰，心神不安而夜不成寐。前所服药物，辛温酸敛之味并投，虽有养血安神之能，但无清热凉血之力，且辛温助热，酸敛愈闭气敛热，其虽暂时可以睡，但内热不减，日渐增重，故停药之后则烦躁失眠俱重。必须养阴凉血、清营透热，使郁热外达，去除引起失眠的原因，并略加安神之品即可获效，此实为从本治疗之法。

案三　张某，男，7 岁，1986 年 11 月 16 日诊

鼻出血

其母代述：从五岁起即流鼻血，先后去北京儿童医院及几家大医院求治，经多方治疗，鼻流血仍经常发作，至今未愈。

诊时见舌红起刺，苔薄白，指纹略暗。经常口唇溃破不愈，皮肤瘙痒，大便干结，时腹胀痛。

辨证：食滞内停，热闭营血。

治法：化滞畅中，凉血透热。

方药：蝉衣 3g，钩藤 6g，僵蚕 6g，片姜黄 3g，淡豆豉 6g，炒山栀 10g，水红花子 10g，白茅根 30g，杏仁 10g，牛膝 6g。六剂。

二诊（11 月 30 日）：上药服后，鼻出血已止，近日皮肤瘙痒，舌红起刺，苔白，指纹色略暗。郁热未尽，蒸湿外达，用凉血清热解毒方。

方药：淡豆豉 6g，炒山栀 10g，防风 3g，荆芥炭 6g，钩藤 6g，白蒺藜 6g，蚤休 6g，紫草 6g，水红花子 10g。六剂。

三诊（12 月 7 日）：鼻出血未作，口唇溃破已愈，仍舌红

苔白，血分余热未尽，仍用宣郁凉血方法。（现仍每晚遗尿）

方药：淡豆豉 6g，炒山栀 10g，防风 3g，荆芥炭 10g，紫草 6g，地丁 6g，蚤休 6g，丹皮 6g，白茅根 30g，桑螵蛸 10g，水红花子 10g。六剂。

四诊（12 月 14 日）：药后诸症悉愈，遗尿未作。近日因吃辛辣食物，鼻出血又作，再用凉血清热方法。

方药：丹皮 5g，白茅根 30g，牛膝 3g，淡豆豉 6g，炒山栀 10g，僵蚕 3g，蝉衣 3g，片姜黄 3g。三剂。

一年后经访，诸症皆愈，鼻出血未作。

按：本案小儿因多食肥甘厚味辛辣及高能量食品，致积滞内停，日久蕴热，内迫深入营血。郁热迫血外涌而发为鼻出血，此与温病热迫血行之动血证病机颇合。热因食滞所郁，血为郁热所迫。只能开郁以畅气机，而使凉血透热，热去则安。

此郁热较温病血热动血为轻，因气机不畅而闭热。方以升降散加水红花子以化滞展气机，导血热外达；又以白茅根、丹皮、紫草等凉血透热，热去血安。切勿用止血之品，以防其涩滞闭热，而使鼻出血加重。

案四　宋某，女，51 岁，京郊人，1993 年 7 月诊

畏寒不温案

自述：怕冷多年，坐凳子必须用厚厚的垫子，夏天也要穿毛衣毛裤，不敢吃生冷之物，已几年夏秋不敢吃西瓜，希望今年天热能吃一块西瓜，请我帮助。

诊时见四末不温，两手掌以下发凉，身穿厚毛衣裤，舌红绛、尖部肥刺满布，心烦急躁，夜寐梦多，大便经常干结，经多个医院检查始终未发现异常，有时心慌阵作，脉象弦细略数。

辨证：热郁营血，血行不畅。

治法：清营凉血，养阴透热。

方药：生地黄 15g，麦冬 12g，玄参 15g，荆芥炭 10g，防风 10g，水蛭 10g，蟅虫 10g，淡豆豉 10g，炒山栀 10g，蝉衣 6g，僵蚕 10g，片姜黄 6g，半夏 6g，檀香 10g，降香 10g，羚羊角 1.5g，白茅根 30g。六剂。

二诊：上药服后，可少饮较凉开水，睡眠少佳，手凉少减。此郁热渐开之象，病程已久，血热阴伤，血液涩滞，流速渐减，此为瘀血一种。若用凉血活血破瘀法，则热不能外达。只有甘寒滋养营阴兼凉血活血，才能使郁热外达，并非活血能收功。

方药：生地黄 20g，麦冬 10g，玄参 15g，丹皮 10g，防风 10g，荆芥炭 10g，淡豆豉 10g，炒山栀 10g，蝉衣 6g，僵蚕 10g，片姜黄 6g，杏仁 10g，茅根 30g，芦根 30g，檀香 10g，降香 10g，生藕节 30g。

上药加减服月余，四末变温，减去毛衣裤，改穿夏衣，二便正常，并可吃西瓜，心情十分舒畅。

按：此为热郁营血重证，临证中曾见 8 月份穿棉衣而被医者误认为"阳虚"滥用桂附者，使其病情加重。其与"阳虚"之区别则在于四末发凉多不过腕，且舌质红绛起刺，为热致血瘀，热蒸阴液，血浓稠不畅，而不能达于四末，四末血失所需，因而不温。而"阳虚"者应恶寒，四末不温多过腕，且舌淡胖或水滑，千万不可混淆。

常见心脏病因热郁致四末不温而舌质红绛者，常以凉通法取效。

（二）湿郁证（包括痰湿证）

湿郁证，是指湿阻而影响气机的升降出入之证。日久虽郁，但郁热甚轻，以湿为主。

此多见于体丰痰盛，以及脾胃较弱、长期在潮湿地方工作和生活的人。

湿既有内外之别，又有痰饮之分。外湿来自自然界的湿邪侵入人体，内湿皆因脾之不运。所谓脾之不运，包括脾气虚弱，运化功能失健；或湿滞困阻，脾气壅滞，湿浊内生。王孟英谓："脾伤湿聚，曷云有余？盖太饱则脾困，过逸则脾滞，脾气因滞而少健运，则湿饮停聚矣。较之饥伤而脾馁，劳伤脾乏者，则彼尤不足，而此尚有余也。"明确指出饥、饱、劳、逸皆可导致太阴内伤，脾运失健，湿饮停聚之证。脾胃虚弱，固然能使水谷精微及水湿不得运化、布散，内停而为湿。近几年来，由于人们饮食成分的改变，多食肥甘厚味，壅滞于中，使脾气壅滞，湿浊内停，成为湿自内生的重要原因。湿既可阻于中焦，发为腹胀、呕恶、大便不爽；又可阻于上焦，发为眩晕、昏厥之变；或阻于下焦而乱二便；或阻于经络而成麻木不用之疾。

症见眩晕、胸闷、一身沉重无力，腹胀大便不爽，小便不利或尿闭，肢体麻木，妇女则带下绵绵，舌苔白腻或黄腻，脉象濡滑或弦滑有力。

治之以化湿（化痰通络）为主，兼以宣畅三焦。根据湿阻部位的不同，可分别以芳香宣化、辛开苦降、淡渗利湿、导滞行气、化痰通络诸法。

湿（痰）阻气机，应以化湿为主，但必须宣畅三焦，令湿有出路，气化湿散。切勿寒凉滋腻，以防闭塞气机，湿浊不去，日久湿蕴生热，而成湿阻热郁之证。

湿重者，应注意饮食禁忌。忌寒凉生冷食物，即使开水也不能凉饮，以防湿邪不化，减低药物疗效；忌甜食及油腻不易消化的食物，以防胃肠阻滞，湿自内生。

病案举例

案一　殷某，女，44 岁，病历号：084002，1983 年 10 月 17 日诊

慢性肾炎尿毒症肾功能不全（湿蔽心包）

家属代述：近一年来，劳累后见下肢浮肿，休息睡眠后消退，有时发现眼睑浮肿，腰酸，周身乏力，不能胜任一般体力活动。于 1983 年 10 月 12 日以慢性肾衰收住入院。

入院检查：体温 37℃，呼吸 28 次 / 分，心率 80 次 / 分，血压 130/90mmHg，神清，呈慢性病容，精神萎靡，表情淡漠，反应迟钝，全身皮肤粗糙、弹性差，皮肤及巩膜无黄染，两侧腮腺肿大。两眼睑苍白，球结膜无充血及水肿；两鼻孔充血，口唇无紫绀、咽充血，扁桃体不大，两肺叩音清晰；心尖搏动不明显，心浊音界不扩大，律齐，未闻杂音；腹软，肝脾未触及，腹水征阴性，下肿无浮肿。

化验检查：尿素氮 72.5mg％，血钾 6.6mmol/L，血钠 141mmol/L，氯化物 100mmol/L，肌酐 5.6mg％，二氧化碳结合力 20.4Vol％，肝功能正常，血红蛋白 4g，白细胞总数 8.4×10^9/L。尿比重 1.010，蛋白（＋），白细胞（＋＋），红细胞（＋）。

入院诊断：①慢性肾功能不全，尿毒症期；②湿疹。

入院后给予纠正酸中毒及抗生素治疗，但病情未见好转，

大小便不通，周身浮肿，10 月 15 日陷入昏迷，神志不清，胸闷，舌不能伸出。遂即发出病危通知。

于 1983 年 10 月 17 日夜 9 时许，前来邀为往诊。

诊时见神志迷糊，呼之有时能睁眼，但无表情，不识人，胸闷烦躁，二便不通，一身悉肿，靠输液、供氧、导尿维持。舌苔白腻而厚，脉象按之弦滑。

辨证：湿浊蒙蔽心包，阻滞三焦气机。

治法：涤痰开窍以苏醒神志，化湿宣畅气机以利三焦。

方药：菖蒲 10g，郁金 6g，淡豆豉 10g，炒山栀 10g，竹茹 6g，佩兰 10g，苏梗 10g，藿梗 10g，半夏 10g，陈皮 6g，杏仁 10g，茅根 30g，芦根 30g，草豆蔻 3g，丹皮 10g，防风 6g，菊花 10g，冬瓜皮 20g，焦三仙各 10g。一剂。

二诊（10 月 20 日）：上药服后，二便得通，便下秽浊甚多，神志转清，知饥索食，并自己将导尿管拔去，舌淡苔黄、干裂向上翻，大便溏而黏滞，口渴喜热饮。湿郁渐开，三焦渐通，湿犹未尽。阴液大伤，宜涤痰开窍、育阴并用之法。

前方加西洋参 3g，桂枝 10g，并送服苏合香丸，每服半丸，日两次，嘱服两剂。

三诊（10 月 24 日）：二便通畅，神志清醒，仍觉胸闷腹胀，口渴欲饮，舌尖红，苔干黄，脉沉弦细数。湿郁已开，阴液重伤，改用甘寒育阴、苦泄折热方法，以泄余邪。

方药：西洋参 3g，天花粉 10g，麦冬 10g，前胡 6g，杏仁 10g，草豆蔻 3g，旋覆花 10g，荆芥炭 10g，防风 6g，半夏 10g，白茅根 30g，炒地榆 10g。三剂。

10 月 27 日查尿素氮 30mg%，二氧化碳结合力 42.5Vol%，精神较前好转，能正确回答问题，胃管已拔除，能吃东西，后经月余调治，肾功能改善，病情稳定，尿素氮已接近正常值，于 1983 年 12 月 24 日出院。

第二次昏迷

1984 年 10 月 16 日，又以双下肢浮肿、胸闷，喘憋三天入院。时体温 36℃，血压 120/80mmHg，双肺（-），心率 100 次 / 分，心尖可闻及 Ⅱ° 摩擦音，肝大肋下 3cm。

诊断：慢性肾小球肾炎。慢性肾功能不全，氮质血症期，合并代谢性酸中毒。

按常规治疗不效。10 月 20 日晨 7 时突然抽搐，双手呈爪状，两眼上翻，小便失禁，神志不清，口吐白沫，心率 80 次 / 分，可闻及第二心音分裂，呼吸音粗。查：尿素氮 38mmg%，二氧化碳结合力 51.5Vol%，晚九时邀为诊见。

舌红尖部起刺，脉象弦滑，神志不清，两手抽搐有力，烦躁，不断呼叫。

辨证：郁热动风，内扰心神。

治法：宣郁清热，凉肝息风。

方药：淡豆豉 10g，炒山栀 10g，钩藤 10g，白蒺藜 10g，丹皮 10g，炒荆芥 10g，防风 10g，生龙骨 30g，生牡蛎 30g，白茅根 30g，羚羊角 2g（冲服）。三剂。

此方服一剂，即神清抽搐止，连服三剂于 10 月 23 日查：尿素氮 25.7mg%，二氧化碳结合力 44.8Vol%，11 月 10 日出院，后又以疏调气机方法以善其后。

按：本案为尿毒症肾衰竭之昏迷，病情危重，但两次昏迷病机不同，治疗方法也随之而异。第一次昏迷，神识昏蒙，呼之能睁眼，其昏迷尚浅，舌苔白腻而厚，与湿热蒙蔽心包证相似。治以涤痰开窍，湿化窍开则神志转清。三焦通畅，可增强祛湿之力，所以用菖蒲郁金汤送服苏合香丸而取效。

湿开三焦通畅，邪去阴伤，加西洋参以补气阴，但恐湿闭，不可过用。

第二次昏迷，时隔一年，同为尿毒证肾衰竭。其大声呼叫，抽搐有力，可见其心中郁烦，其为郁热淫及于肝，引动肝风，故用宣郁清热、凉肝息风方法而获效，其病机与温病中气热动风相似。两次昏迷病机不同，用药相隔甚远，但都起到苏醒神志、改善肾功能的作用。

案二　马某，女，28岁，1984年2月26日诊

胸壁结核手术后低热不退

主诉：1981年11月，因结核性胸膜炎、胸积水、粘连而在北京某医院手术，四十余日后出院。术后感染，经治疗于1982年5月愈合并继续服用抗结核药物，始终疲乏无力。1983年1月发现低热，每早体温36.8℃，下午为37.4℃，改请中医治疗。依据病史，按阴虚发热，曾先后服用养阴清肺丸、养阴清肺膏、六味地黄丸、青蒿鳖甲汤，并加青霉素针剂，但低热始终不退。

诊时见舌红起刺，苔白腻而厚，上罩薄黄之苔，脉浮取濡软，按之弦滑有力。胸闷腹胀，时有呕恶，头重如裹，一身无力，带下绵绵，午后身热，状若阴虚。

辨证：湿阻中焦，气机不畅。

治法：辛开苦降，畅中化湿。

方药：苏梗10g，藿梗10g，佩兰叶10g，杏仁10g，淡豆豉10g，炒山栀10g，草豆蔻3g，半夏10g，陈皮6g，厚朴10g，生苡仁20g，冬瓜皮20g。五剂。

另：加味保和丸5袋，每服半袋，与上药同用。

上药连服七剂，低热已退。

按：本案因患有胸壁结核病史，其低热容易误认为阴虚发热，但其胸闷腹胀、全身无力、眩晕、头重如裹、带下绵绵，皆内湿阻滞气机之象。屡用甘寒滋腻，有"润之则病深不解"之虞，出现腹胀、呕恶的湿阻中焦之征。湿温病常以中焦为中心，而湿热弥漫上下。因此，仿中焦湿温，畅中兼以宣通三焦之法，使湿去热清，一年余之低热经服药七剂后竟霍然而愈。

案三　赵某，男，40岁，1987年1月1日诊

肝囊肿

主诉：1986年12月11日因肝区疼痛，经北京医科大学附属人民医院检查：GPT73（正常值35）；肝厚11.0cm，光点分布均匀，其间可见两个无声区，最大为2.0cm×1.4cm，脾厚2.4cm。印象：肝囊肿。

诊时见舌红根部苔黄腻，脉弦滑，胁下隐隐作痛，恶心呕吐，头晕腹胀，大便溏滞不爽。

辨证：湿滞困阻中焦。

治法：化湿导滞，以畅中焦。

方药：半夏10g，枳实10g，白术10g，木香10g，苏子10g，苏梗10g，生山楂20g，皂荚子6g，白芥子6g，莱菔子10g，晚蚕砂10g。五剂。

二诊（1月6日）：上药服后，肝区疼痛已减，头晕、腹胀皆轻，但大便仍溏滞不爽，恶心，舌苔仍厚腻，脉弦滑。证属痰湿中阻，仍用化湿畅中之法。

方药：晚蚕砂10g，皂荚子6g，苏子10g，苏梗10g，白芥子10g，莱菔子10g，半夏10g，木香10g，生赭石30g，竹

茹 6g。五剂。

三诊（1 月 11 日）：药后诸症悉减，大便已正常，呕吐亦止，舌红根部苔略腻，脉象弦细而滑。湿滞未尽，仍用化湿方法，兼以活血化瘀。

方药：苏子 10g，苏梗 10g，白芥子 10g，莱菔子 10g，防风 10g，荆芥炭 10g，淡豆豉 10g，炒山栀 10g，木香 10g，半夏 10g，丹皮 10g，白茅根 30g，生山楂 30g。六剂。

四诊（1 月 18 日）：药后诸症均轻，身觉有力，但舌根苔仍厚腻，脉弦细而滑。湿滞未尽，仍用化湿导滞活血化瘀之法。

方药：晚蚕砂 10g，皂荚子 6g，苏子 10g，苏梗 10g，白芥子 10g，莱菔子 10g，竹叶 6g，竹茹 6g，半夏 10g，木香 10g，赤芍 10g，丹皮 10g，白茅根 30g，生山楂 30g。六剂。

药后舌苔已净，无任何不适，后又去北京医科大学附属人民医院复查，经超声波检查发现原囊肿已消失。

按：患者素来多食肥甘厚味，体丰痰盛，痰湿蕴郁日久，胃肠积滞内停，气机壅滞，中焦不畅。用畅中导滞、化痰通络方法，兼以活血化瘀，湿滞去，气机宣通，气血调达，肝囊肿竟得消散，可见其为痰湿壅滞所致。

案四　佟某，男，22 岁，北京昌平，1988 年 7 月 24 日诊
口腔溃烂

家长代述：病已八年，吃饭、喝水困难，口舌白腐，咽喉溃烂疼痛难以忍受，不能说话。虽多方求治，终未见效。

诊时见舌红绛，苔白腻，脉象濡软，按之弦细而滑。

辨证·湿阻气机，郁热内迫，深入营血。

治法：化湿宣郁，凉血透热。

方药：苏叶10g，苏梗10g，佩兰（后下）12g，淡豆豉10g，炒山栀10g，晚蚕砂10g，菊花10g，丹皮10g，白茅根30g，蚤休10g，紫草10g，荆芥炭10g。六剂。

二诊（7月29日）：上药服后，二便通畅，咽痛已轻，口腔溃破渐愈，自己可以叙述病情，舌红绛，苔薄白，脉仍濡软，按之弦滑。湿化而未净，郁热透易而未尽，仍用宣郁化湿清热法。

方药：淡豆豉10g，炒山栀10g，竹叶6g，竹茹6g，菊花10g，佩兰12g，杏仁10g，防风10g，荆芥炭10g，蚤休10g，紫草10g，白茅根30g，羚羊角0.3g。六剂。

上药服后，口腔溃烂已愈，白腐消失，舌红少苔，饮食二便如常，以清化余邪方法，佐以甘寒育阴而收功。

按：本案为湿阻气机日久，湿热蕴毒内窜营血，虽多方求治，但因湿不得化，蕴郁日久，热终不得外达，溃烂不愈，因热虽入营血，其为湿阻所致，用芳香化湿、解毒清热之法，一旦湿化，热即外散，少加凉血之品，即可迅速获效。

治疗时应让其控制辛辣食品，以防内热增重。

（三）湿阻热郁证

湿阻热郁，是湿与热并见之证。湿多流连气分，阻滞三焦；热则内迫深入营血。

此多见于体丰痰盛、脾胃积滞内停、阴分不足的人及小儿。

体丰痰盛之人（或多食肥甘厚味食物者），痰湿内停，阻滞气机，日久生热，热为湿阻最易内迫深入营血。

脾胃虚弱或积滞内停，湿滞蕴郁，化热内迫，入营入血。

小儿因偏食、暴食，内伤脾胃，湿滞中阻，最易化热。

湿阻与食滞经常并见。

湿阻热郁临证以湿阻与郁热并见。湿阻有上、中、下焦之别，郁热有在气与在营血之分，应注意分辨。

治疗应化湿宣郁清热，兼畅三焦，使气机宣展，三焦通畅，则湿开热透。

湿阻上焦，热郁营血者，以上焦湿热与郁热证并见。治以辛微温芳香宣化上焦为主，酌加凉血透热之品。化湿用：苏叶、苏梗、藿香、佩兰、杏仁、前胡、枇杷叶、白芷、大豆卷等（可参考湿温邪在上焦治法）。凉血清热用：赤芍、丹皮、白茅根等。

湿阻中焦，热郁营血者，类似中焦湿温与郁热证并见，治以辛开苦降，消积化滞，畅中凉血透热之品并进。化湿消滞用：半夏、陈皮、木香、厚朴、大腹皮、莱菔子、槟榔、焦三仙、鸡内金、保和丸及凉血透热之品（见营血分证）。

湿阻肠道而郁热内迫者，可见苔腻垢厚，脉象弦滑，大便溏滞不爽，并兼有郁热见症。治则导滞化湿与凉血透热之品并用。导湿滞用：茯苓、皂荚子、槟榔、冬瓜子、鸡内金、水红花子、枳实等。凉血之品（见营血分证）。

湿阻膀胱而郁热内迫者，可见小便失常及郁热见症，应以渗下宣畅三焦与凉血透热之品并用。渗下用：茯苓、泽泻、茅根、芦根、冬瓜皮等，但必须同时注意宣畅三焦气机。

用药首先重在化湿，少佐清热凉血。若以清热凉血为主，当以饮食禁忌配合治疗。

病案举例

案一　董某，女，60岁，病历号7728830，1986年2月2日诊

长期便血

主诉：1981年12月5日，因吃饭不适，发现便血，曾先后多次在北京医科大学第三附属医院、首钢医院住院治疗，曾作消化道镜及一切可能检查，均未见异常，以酚磺乙胺、云南白药等止血后出院。

1982年11月10日入院检查（间断便血两年）：体温37.2℃，血压140/70mmHg，心率90次/分，律整，主动脉瓣区，肺动脉瓣区可闻到收缩期杂音为Ⅱ～Ⅲ级，心界大，肝脾不大；血红蛋白40g/L，红细胞计数$1.8×10^{12}$/L，白细胞计数$3.7×10^9$/L，血小板计数$1.5×10^{12}$/L；血清铁：40μg%，大便潜血（++++）；纤维镜检查印象：①乙状结肠息肉；②贫血性肠黏膜。

全消化道钡餐造影，未见异常改变。据上检查，认为出血原因肠息肉可能性大。

经用卡巴克洛、酚磺乙胺、维生素K、右旋糖酐等药物治疗，症状基本缓解，于1982年12月3日出院。

后每月便血发作一次，均按上述方法治疗，但始终不能根治。近半年来，每半月便血一次，病人痛不欲生。

诊时见舌红尖部起刺，苔白腻，脉象浮取濡软，按之弦滑。面色萎黄，腹胀，一身无力，心烦急躁，便血不止。

辨证：湿阻气机，郁热内迫入营血，热迫血行。

治法：宣郁化湿，凉血透热。

方药：荆芥炭10g，防风6g，淡豆豉10g，炒山栀10g，半夏10g，木香10g，木瓜10g，炒地榆10g，炒槐米10g，白

茅根 30g，焦三仙各 10g。六剂。

二诊（3 月 5 日）：药后便血已止，腹胀减轻，但大便溏而不爽，眩晕，舌红苔白腻，脉象弦滑。证属痰热积滞，互阻于胃肠，郁热不清。用化湿导滞方法，兼以清热凉血。

方药：蝉衣 6g，苏子 10g，晚蚕砂 10g，皂荚子 6g，白芥子 6g，莱菔子 10g，僵蚕 10g，片姜黄 6g，半夏 10g，厚朴 10g，炒地榆 10g，白茅根 30g。六剂。

此方加减进退。服药二月余，中间曾便血一次，但症状较前大为减轻。经访至 1988 年 3 月未再出现便血。

按：老人脾胃虚弱，痰热积滞互阻于胃肠，郁热内迫入血，而致长期便血不止。虽多方用止血药物，但湿滞未去，郁热不清，终不能获效。

此出血颇类温病中热迫血行之血分证；腹胀、大便不爽，又似湿温病中湿热积滞互阻于胃肠。因之辨为湿阻热郁之证，而用化湿导滞畅中方法，以开郁热外达之路；又以凉血清热之味，使郁开湿化热透，长期反复便血渐得治愈。

案二　满某，男，40 岁，病历号 02550，1985 年 4 月 4 日诊

慢性胃肠炎

主诉：自 1977 年以来，脘腹胀痛、大便不畅、发热等经常反复发作，西医诊断为肠炎、胃炎、痢疾等，先后用呋喃唑酮、青霉素、颠茄及中药胃气止痛、人参健脾丸等，均不见效。

诊时见舌红苔腻，根部略厚，脉按之弦滑有力，心烦急躁，夜寐梦多，一身酸沉无力，恶心、呕逆，脘腹胀痛，大便溏滞不爽，发热。

辨证：湿热积滞互阻于胃肠，郁热内扰心神。

治法：化湿宣郁导滞，清透郁热。

方药：苏梗 10g，藿梗 10g，半夏 10g，陈皮 6g，厚朴 6g，大腹皮 10g，枳壳 6g，淡豆豉 10g，生山栀 10g，晚蚕砂 10g，水红花子 10g，皂荚子 6g。三剂。

二诊（4 月 8 日）：上药服后，身热渐减，恶心、呕逆悉除。但仍心烦、急躁，夜寐梦多，一身沉重无力，腹胀、大便溏滞不爽，舌红苔腻，脉象按之弦滑且数。湿滞互阻，郁热未清，仍用化湿导滞方法，兼以凉血清热。

前方去陈皮加白头翁 10g，槟榔 10g，六剂。

三诊（4 月 15 日）：药后症皆减轻，腹痛已除，仍觉烦躁梦多，湿滞未尽，郁热未净，仍宗上法，原方加减再进。

方药：晚蚕砂 10g，皂荚子 6g，淡豆豉 10g，生山栀 10g，竹叶 3g，丹皮 10g，黄连粉 2g（冲），白头翁 10g，炒槐米 10g，木香 6g。六剂。

服后已愈，一年后经访，再未发作。

按：饮食不节，胃肠湿热积滞互结，湿滞黏腻，去之很难。湿滞不去，郁热内迫，轻可扰神，重则动血。必须化湿导滞，开郁以畅气机，令郁热外达，才是治本之法，否则病无愈期。

案三　许某，男，63 岁，病历号，8687562，1988 年 2 月 9 日诊

前列腺肥大尿闭

主诉：1987 年 12 月 20 日，因突然大便下血住进某医院，经内科作全面检查，未见异常，后因注射阿托品，引起大小便不通，反复用导尿管而致发热。热退后于 1988 年 2 月 4 日以

"前列腺肥大"转入泌尿科，因病人体质差，暂不能手术，2月8日出院。出院后，小便点滴不通，每夜里反复转侧不眠，病情急重，邀为诊视。

诊时见舌红苔薄腻，脉象濡软，按之弦滑；胸闷、身肿，烦躁不眠，小便不通。

辨证：湿阻热郁，三焦不畅。

治法：宣郁化湿清热，兼畅三焦。

方药：杏仁 10g，苏叶 10g，苏梗 10g，枇杷叶 12g，淡豆豉 10g，炒山栀 10g，佩兰 10g，半夏 10g，乌药 10g，白茅根 30g，大蓟 30g，小蓟 30g，防风 6g，炒荆芥 10g，冬瓜子 30g，冬瓜皮 30g。嘱服两剂。

二诊（2月14日）：上方服一剂，小便得通，夜小便量达半盆之多，周身觉轻松。继服四剂，小便虽通，但每夜尿次数多，尿道疼痛，经化验尿无异常。舌红根部苔腻，脉象弦。用清化痰热方法，兼以活血凉血，宣畅三焦。

第一方：杏仁 10g，前胡 10g，苏梗 10g，半夏 10g，乌药 10g，白茅根 30g，芦根 30g，薏苡仁 20g，淡豆豉 10g，炒山栀 10g，琥珀粉 1g(冲服)，羚羊角 0.5g(冲服)，西洋参 2g(单煎兑入)。

第二方：苏子 10g，冬瓜子 30g，皂荚子 6g，山甲 10g，莱菔子 10g，白芥子 10g，赤芍 10g，僵蚕 10g，蝉衣 6g，片姜黄 10g，丹皮 10g。

上两方交叉服用，一周后尿量正常，尿痛已愈。但仍尿频而细，又以上方加减，一个月后经访小便正常。

按：膀胱虽为州都，但气化则水行。三焦阻滞，肺气不宣、湿阻下焦均致水道不通，虽西药利尿之品，但无济于事，取宣通水道方法，上、中、下焦同治，重用利湿之品，果然小便得通。

小便通后以宣畅水道与化湿通络活血并用之法，以化湿阻，证渐缓解，此为治本之法。

案四　李某，女，14岁，1990年12月诊

再生障碍性贫血

主诉：1989年10月开始自觉乏力且面色㿠白，1990年6月8日去某医院检查：血红蛋白54g/L，血小板计数36×109/L，白细胞计数3.7×109/L。诊断为再障，收住入院。按再障给服司坦唑醇、葡醛内酯、维生素等药，前后住院8次。11月2日出院时：血红蛋白113g/L，血小板计数26×109/L，白细胞计数3.5×109/L，并继续服药。11月20日查：血红蛋白97g/L，血小板计数22×109/L，白细胞计数2.8×109/L。

诊时见面色㿠白，舌质红绛苔腻，脉弦细而数，腹胀食少且大便溏滞不爽，心烦急躁，夜寐梦多，身倦乏力。

辨证：湿滞中阻，郁热迫营血。

治法：畅中导滞，凉血透热。

方药：晚蚕砂10g，木香10g，槟榔10g，半夏10g，猪牙皂6g，丹皮10g，紫草10g，片姜黄6g，僵蚕10g，蝉衣6g，水蛭6g，羚羊角0.3g，茅根30g，芦根30g。六剂。

二诊：上药服后，大便得通，舌苔渐化，腹胀恶心已去，食欲转佳，精神好转，并于1991年1月15日查血：血红蛋白103g/L，血小板计数68×109/L，白细胞计数1.3×109/L。按上方加减，服3个月，血象已基本正常。

按：此案为湿热积滞互阻于胃肠，郁热内迫入营血，郁热耗血所致。因此，用木香、槟榔、猪牙皂、半夏等畅中导滞，

水蛭、丹皮、紫草、茅根凉血散血。畅中导滞为本案入营之郁热外透的关键。

案五　刘某，女，67 岁，1992 年 3 月 24 日诊

干燥综合征

主诉：1970 年患复发性阻塞性腮腺炎，西医治疗半年收效甚微，经常头晕、目胀、失眠，常服脑立清，但口干苦。1984 年，其母病故，方发现悲痛哭而无泪，曾因悲痛郁闷不欲饮食去某中医院治疗。服中药后，舌变无苔，宛如镜面，1984 年 4 月去某医院口腔科检查，诊断为干燥综合征。以参苓白术散加清热解毒之味治疗，服药 3 个月后症状无任何变化，自动放弃治疗。1989 年又患尿道炎。

诊时见舌红绛，舌面光亮如镜，无苔，有轻度裂纹，黏膜干燥无光泽，舌体微胖，脉弦细而数。口干苦，饮水不多，吃饭无味，失眠，梦多，心烦急躁，头晕目干，尿频数疼痛，四末不温，唇红绛，面色㿠白。

辨证：气阴不足，营热扰心。

治法：益气养阴，凉血透热。

药方：生黄芪 20g，赤芍 10g，防风 10g，荆芥炭 10g，淡豆豉 10g，炒山栀 10g，半夏 10g，木香 10g，厚朴 10g，乌药 10g，茅根 30g，芦根 30g，琥珀粉 3g，西洋参 3g，羚羊角 0.6g。六剂。

二诊：上药服 12 剂后，口渴、小便涩痛均减，舌红润有薄白苔出现，口中有唾液。18 剂后，舌红润，有薄白苔布于舌面，乏力已轻，吃饭觉香味，仍以前方加减继服 3 月余，一切如常。

按：本案舌胖质红绛、烦躁梦多、四末不温，一派气阴不足、热郁营血之象，故用益气阴、凉血透热方法。益气阴以布津，养阴凉血以清热。热清津布，干燥诸症则减。益气阴以宣展气机，助郁热外透，为本案治疗的关键。

案六　连某，男，25岁，京郊人，1997年9月25日诊

肝豆状核变性

诊时见舌质红绛，苔白腻，脉弦细，口干苦，纳少，手颤动，吃饭不能端碗，说话语言不清，夜不能寐，大便不爽，身体消瘦，精神萎靡不振，身倦无力。

经某医院B超查：肝内实质回声增粗不均，肝内非均质性改变，脾大。诊断为肝豆状核变性。

辨证：湿热积滞互阻，热邪深入营血。

治法：化湿导滞，凉血透热。

方药：晚蚕砂10g，木香10g，槟榔10g，猪牙皂6g，柴胡10g，黄芩10g，半夏10g，僵蚕20g，乌梅20g，皂角刺30g，水蛭10g，羚羊角0.6g，防风10g，荆芥炭10g，蝉衣6g，片姜黄6g。

六剂，见效可继服。

二诊：（11月9日）：上药服月余，现手颤已轻，可以端碗吃饭，睡眠转佳，大便已渐正常，饮食较前增加，但仍语言不清，且膝关节肿痛，改用疏调气机方法，并以凉血软坚透热。

方药：柴胡10g，黄芩10g，半夏10g，木香10g，川芎10g，厚朴10g，茵陈15g，僵蚕30g，乌梅30g，水蛭10g，䗪虫10g，皂角刺30g，羚羊角0.6g，防风10g，荆芥炭10g，金钱草30g，蝉衣6g，片姜黄6g，生大黄10g。

三诊（12月21日）：药后手颤动较前大为减轻，语言已清但不顺畅。口干苦，腿无力，舌红绛苔腻，脉弦细滑，两手有力，仍用疏调气机方法，以此凉血透热。

方药：柴胡10g，黄芩10g，半夏10g，木香10g，厚朴10g，水蛭10g，䗪虫10g，防风10g，荆芥炭10g，乌梅30g，僵蚕30g，皂角刺30g，槟榔10g，血竭粉1.5g，羚羊角0.6g，丹皮10g，赤芍10g。

上药服20剂后，经丸药调理，病已轻。语言少有不利，手颤也轻，其他活动自如，自动停药静养。

按：本病因湿热蕴郁日久，引起肝实质性病变，由血热内扰，肝热筋急，手颤、语言不清，似动风见症。用凉血通腑法后，肝热清透，缓急疏肝，病情逐渐转轻。应为从本缓治，其豆状核性变性可慢慢改变。

案七　田某，女，62岁，京郊延庆人，1992年7月诊
腹痛案

主诉：去年夏秋之间，因肠梗阻住县医院治疗，愈后即出院。出院时，因小孙子淘气被儿媳打了一巴掌而生气，当天中午吃扁豆，回家后便腹痛，大便不干不爽，遂回县医院复查，未发现问题，后连续去京城各大医院检，均未发现问题。

诊时见舌红绛，苔腻、根部垢厚，脉弦滑；腹痛，大便次数多而不干，经服大量的健胃、理气止痛中西药均无效。

辨证：湿滞互阻大肠，郁热内迫营血。

治法：化湿导滞，清营透热。

方药：木香10g，槟榔10g，枳实10g，猪牙皂10g，半夏10g，厚朴10g，晚蚕砂10g，苍术10g，檀香10g，降香10g，藿香15g，佩兰15g，蝉衣6g，僵蚕10g，片姜黄6g，芋根

30g，芦根 30g，丹皮 10g。服六剂。

二诊：药后舌苔渐化，腹胀痛已轻，仍拟前方加减再进：

前方去藿香、佩兰，加冬瓜子 30g，水红花子 10g，鸡内金 10g，生大黄 3g，焦三仙各 10g，再服六剂。

服后大便下垢物甚多，有如蚂蟥样六小段，腹痛顿消失，再以调理脾胃方法收功。

按：因食用扁豆，又有气郁，遂与湿热互结于肠，湿阻日久不通，阻滞气机，因而腹胀痛，方以宣清导浊汤加减，导湿滞从大便而去，疼痛立止，服药期间注意饮食应清淡，不可吃寒凉甜食，以防湿热增重。

案八　杨某，男，58 岁，1990 年 6 月 29 日诊

慢性肺原性心脏病、慢性心衰

主诉：4 月 3 日因咳喘一个月不能平卧入某医院住院治疗，诊断为：慢性喘息性支气管炎急性发作、阻塞性肺气肿、慢性肺原性心脏病、慢性心衰、心功能Ⅱ°。已住院 88 天，给抗感染、强心利尿综合治疗，病情已稳定。但因慢性心衰，每遇阴天或稍一劳累即心慌、胸憋。

诊时见面色青紫，唇紫暗，双下肢浮肿，按之凹陷，胸闷，心慌气短，咳喘痰多，不能平卧，夜寐不安，两手颤动，大便不爽，舌红绛、紫暗，苔腻，脉弦细滑数。

辨证：痰热内阻，热郁营血。

治法：宣郁化痰，凉血透热。

方药：全瓜蒌 30g，半夏 10g，黄连 3g，枳实 10g，杏仁 10g，沉香 6g，苏子 10g，苏梗 10g，白芥子 10g，莱菔子 10g，荆芥炭 10g，防风 10g，水蛭 10g，羚羊角 0.6g，茅根 30g，芦根 30g。六剂。

二诊：上药服后，二便通畅，咳喘、胸闷、心悸皆减轻，手已不颤。前方加减共服 20 余剂，诸症消失。

按：本案为痰热内郁，阻滞气机，郁热不得外达，日久内迫深入营血，以舌红绛紫暗、夜寐不安为郁热入营之证。方用小陷胸加枳实合三子养亲汤以清化痰热而宣郁，水蛭、羚羊角凉血散血以促郁热外达，杏仁、茅芦根、荆芥炭、防风开肺气、宣畅气机以利水道，使郁热外散、湿浊从小便而去。痰湿去郁开热透，因而速效。其中化痰湿而宣展气机，是本案入营之郁热外透的关键。

附录一　肿瘤的临床治疗与思考

　　长期以来，人们一直在杀灭癌细胞、扶正祛邪、增强人体免疫等各种途径中去寻找战胜癌症的方法与有效药物。此虽取得了很大进展，但在杀灭癌细胞的同时，也伤害了正常细胞；在"扶正"的同时也会"扶邪"，使癌细胞得到了更快的繁殖，有时会促使癌症的扩散与转移。能否在不伤害人体正常细胞，增强人体免疫及脏腑功能的同时又能战胜癌症？这是我们在临床中长期思索的问题。

一、临床观察与思考

　　在对大量癌症患者的治疗与接触中发现，癌症患者从一两岁的孩子到八十多岁的老人，虽性别、年龄、病程、病位、体质各不相同，但临床见症中多有一些共同点。

　　1.长期大便不通、不畅或不爽，此约占患者80%以上。其类型为：

　　（1）大便干结，有的硬如羊屎一般，正如《伤寒论》中谓"胃中有燥屎五六枚也"，以枚说其硬而坚。不少是数日大便坚硬不下，并可见腹胀满不舒、口干苦、头晕、心烦、失眠、呃逆、食欲减退等症状。

　　（2）大便溏滞不爽。其特点是大便数日不下或一日数下，但大便少而黏，便后仍有便意，或有下坠感，并可见身倦、头沉重、腹胀、口苦、恶心，妇女则可见白带多、月经不调等，日久还可见烦躁、梦多或失眠、黄疸、小便不畅等症状。

（3）大便急迫。其特点是大便急不可待，有时兼有腹痛，天亮马上要去大便（有人据此误认为是五更泻），且大便时肛门有灼热感，并由此引起腹胀、便脓血、无力、消瘦等。

2.营血分热壅盛而致瘀，以舌质红绛、紫暗、起刺、有瘀斑最为多见；兼有营血热盛扰心的见症，如心烦、急躁、梦多、失眠、胸闷痛、心悸、口干等。另有湿热郁阻，其特点是舌苔厚腻，或舌根部苔厚腻，舌质红绛紫暗，或有瘀斑；兼见湿热之症，如腹胀、大便溏滞不爽、恶心、尿浊、头晕沉、身倦无力等。

3.治疗不可温补、滋补，临床中见到有因服有桂附之类温补致昏睡神志不清；有一肝癌病人经治疗后病症减轻，病情稳定，食欲增加，因过食涮羊肉而引起腹水。以上病人均以凉血透热，解毒通二便之法，使二便得通，营血分热毒得以外泄而使病情减轻。

4.临床中发现，患者中有某种家族史，如其父因癌症去世，四个儿子皆患肝癌，而两个女儿无病；其母患肝癌，女儿患乳腺癌；其父患胃癌，一个儿子患胃癌，而另一个儿子患食道癌；其父母均患癌症，有两个女儿患癌症，另一个女儿尚未发现患有癌症等。

由上述观察初步认为：长期便秘与血热是致癌的重要因素，体内血热与湿热郁阻，将会导致癌细胞的转移。温补或过食高能量的食品，会促使原本内热就很重的癌症病人的病情加重。不少常见的肿瘤有家族史，表明肿瘤有不同的遗传传递方式，但其规律尚不太清楚。

二、一个临床病例的启示

1981年，曾随老师赵绍琴教授治愈北京某医院一个因病态窦房结综合征安装起搏器而引起绿脓杆菌感染，致高热数月不退案，发人深思。

事情经过是：病人手术后，高热不退，经查为绿脓杆菌感染。当时选用最好的进口抗生素，但高热始终不退，因药费花费数额太大而引起卫生部领导的重视。当时中医局局长吕炳奎出面邀请赵绍琴教授前去会诊。会诊时，见其舌红绛，苔白腻，脉浮取濡软，按之弦细而数。辨证为湿阻气机，因过用寒凉，气机郁闭，郁热内迫深入营血，当以宣郁化湿方法，使湿化热透。药仅淡豆豉、炒山栀、苏叶梗、藿香、佩兰、半夏、木香、厚朴、槟榔、茅根、芦根等味。三剂热退。当时每剂药仅不足一元钱。病房医生很惊奇，有的问哪味药能杀灭绿脓杆菌？其实问题很好理解：一切病原微生物的生存、繁殖都有必要的外部环境，即适宜的温湿度、营养等。只要破坏了其必要的生存条件，或者说只要其生存条件不复存在，它就会消亡，就像恐龙从地球上消失一样。上述病人手术后，因体内湿热较重而致发热者，使用抗生素后又见舌苔白腻、脉象濡软时则为湿热流连于卫气之分，阻滞于三焦之中。本当微辛微温芳香宣化方法，化湿清热，宣畅三焦，令湿去热清。但因大量使用进口昂贵的抗生素，药性偏于寒凉；加重阴湿之邪，使湿不得宣化，湿热日久必增重，故湿阻热郁又会形成新的郁热。由于气机郁阻，郁热不得外泄，必内迫深入营血，而使营血分郁热增重。由于气机郁阻，内蕴营血之热，使外闭卫气之湿均无外达之路，故发热不退。此湿热的环境，正好可理解为绿脓杆菌最佳的生存、繁殖的外部条件。这时无论用任何抗生素都不能宣化湿热，只是使湿热加重，为绿脓杆菌创造了一个极好的生存环境，并不能杀灭它。一旦湿化热清，气机宣畅，湿热得以外达，便会热退身凉。这可以理解为破坏了绿脓杆菌的生存条件，使之自然灭亡。这种非直接杀灭的方法，多不为人们所注意，但却给我们一个重要启示：

是否可以通过破坏癌细胞的生存条件，以限制其繁殖并进一步使之灭亡？为此在长期的临床实践中，笔者初步摸索出一套以凉血解毒为主，以破坏癌细胞生存条件为目的的治疗癌症的系列方药，主要有：

凉血祛毒汤：水蛭、全蝎、穿山甲、九香虫、羚羊角等。具有凉血透热、活血祛毒外泄、解毒消肿的作用。

抗癌止痛散：全蝎、蜈蚣、冰片等。具有消肿、抗癌、止痛作用。

通幽散：枳实、生大黄、肉苁蓉等。具有凉血泄热、通便解毒作用。用于大便干燥者。

在此基础上，组创了治疗肺癌、肝癌、胃癌、食道癌、乳腺癌、淋巴癌、肠癌、膀胱癌、脑瘤等系列方药，应用于临床，取得了满意的疗效。

三、癌症的基本证型、治疗与思考

据笔者多年临床观察，虽癌症病人病位不同，病情多变，但以热毒壅盛与湿热蕴郁最为多见，为此将其分成两个基本证型。

1. **热毒壅盛型**：此型热毒多壅郁于血分并兼有瘀血阻滞气机。其见症为舌质红绛紫暗、起刺，并见心烦、急躁、夜寐不宁或梦多、四末不温、大便干结、脉象弦细滑数。此为热毒内蕴血分，伤阴耗血，而致血瘀内热。瘀血蕴郁成毒，阻滞气机。瘀血为热所致，热因瘀血而增重。血热而瘀，是热毒壅盛的基本特征。临证所见，有因脑血栓半身不遂，久而患癌症的病例；也有先发现癌症，因治疗不力，不久又出现半身不遂者。可见癌症的病因中有血热血瘀这一因素。

此证的治疗并非"活血化瘀"所能奏效，当凉血散血、解毒透热、消肿散结。"瘀血"为热入血分，耗伤血中之阴，使血液黏滞而成瘀（也有因瘀而致热）。其中"热"在血分，若只"活血"而不"凉血"，血虽活而热未去，将会重新致"瘀"；若只"凉血"而不祛瘀，因瘀血阻滞，气机不畅，热则清之不去，凉之不散，因而凉血散血、解毒散结、消肿止痛并用在癌症治疗中有重要意义。如用自拟"凉血祛毒汤"，为了便于热毒外泄，注意通导二便，以"通幽散"为主，宣畅三焦，通便解毒泄热。血热得清，热毒外泄，病情即见减轻。如一肝癌肺转移的病人56岁，不吃不泄，腹胀发低热，胸闷气短，口吐涎沫，病情危重，只盼在东北某大学读书的儿子一个月后放假回家能相见即已满足。临床见舌红绛紫暗、口干苦、腹胀等症，诊断为胆道感染，以"凉血祛毒汤"加消炎利胆之味，二剂后热退、便通、知饥，又以凉血祛毒汤加味，几经调理后，病人健在，时已过半年。

凉血祛毒、通导二便，使热毒外泄之法，可理解为破坏了癌细胞的生存条件，控制了癌细胞的生存与繁殖；同时也恢复了脏腑功能，增强了抗病的能力。

热毒内蕴，瘀血郁阻气机，血热多影响心、肝、肾诸脏，虽癌症中均可见到此类型，但以肺癌、肝癌、肾癌等最为多见。

2.湿阻热郁型：此型多为湿热积滞内阻，日久迫郁热深入营血。其见症为：舌苔厚腻或仅舌根部苔垢厚而腻，舌质红绛紫暗、有瘀斑，并可兼见胸闷、腹胀、恶心、口干苦、头沉重、大便不爽等见症，脉象多弦滑细数。证属湿阻气分，气机郁阻，郁热不得外达，内迫深入营血。从病情发展来看，病程一般较长，使营血分郁热逐渐增重。湿阻，脾胃升降失常，食欲减退，营血郁热内耗，病人身体日渐消瘦，有时有低热见症。此时病情很快恶化，肿瘤可扩散与转移，严重威胁着病人的生命。此为气营血同病，治疗当气营血并治，宣畅中焦导滞与凉血解毒并用。始以化湿畅中导滞为主，重在宣展气机。当湿化气机宣通后，再以凉血解毒透热之法，使湿去热透，蕴郁之毒得以外泄，则可恢复脏腑功能，而达到控制癌细胞的生存与发展的目的。

在上述两种证型的基础上，再根据病位选择一些针对性的药物，组成抗癌消肿止痛、活血凉血解毒、宣畅三焦、导滞通便、软坚散结等方剂，使热毒外透，湿毒外泄，以破坏癌细胞的生存环境，达到控制，最终逐步消灭癌细胞的目的，临床上取得了满意的效果。

四、有关癌症转移诊断的探索

现代医学对癌症及其转移的诊断有血液的生化指标，影像学检查（包括 X 射线、放射性核素显像、CT 扫描、B 型超声检查、核磁共振成像检查等）及病理学检查等多种手段，但早期诊断仍然是十分困难的。

笔者在临床中发现，肿瘤的病变部位会向外辐射出一种特殊的能量，它与正常的人体组织、脏腑的能量不同（姑且将其称为能量辐射源）。在长期与癌症患者接触中发现，当我们用掌靠近肿瘤病变部位时，掌心立即会感到有一股凉气从该处辐射出来，有时会从掌心直串到整个脊椎，使脊椎发凉，甚至会使全身凉得发颤，且凉气发出的辐射源可在手下感觉出它的大小、方位，边缘十分清楚。一般来说，只要有异常感觉，即表示该处有病变，若凉气刺骨，多为癌变。笔者用此诊断所发现的病例甚多，曾纠正了不少误诊的病人。例如有的病人因腹胀痛，医生通过胃镜检查为"浅表性胃炎"，笔者通过手感诊断为胆结石，并用中药排出了结石。东北和海南各有一病人同时来北京看病，笔者通过手感诊断出其膀胱结石和睾丸肿大等等。1987 年曾在昌平诊断发现胃肿瘤多人，其中一病人，女，40 岁，因腹胀、恶心、大便干结，笔者诊断其为胃癌，告她前去医院检查，三个月后病人因胃癌术后症状不减前来复诊。良性肿瘤一般与恶性有较明显的区别，其虽有异样感觉，但比较柔和。如北京某中学外语教师金某，女，36 岁，笔者手感诊断其为子宫肌瘤，本人否认有此病，便劝她去医院检查，到医院即被收住院，切除了 3cm×4.5cm 的子宫肌瘤，此类病例甚多，不胜枚举。

临床上凭手的感觉，可以发现十分微弱的变化，有的是仪器不易发现的。对癌症转移的诊断，笔者总结出如下规律：

1.一般上部的癌肿（胸以上），若只在同侧的颈部淋巴有一个能量辐射点（用手可以准确感觉到），则表示病情尚未稳定，有淋巴转移的倾向；若没有能量辐射点，则表示病情稳定。

2.癌症转移的规律是上部癌症首先在同侧颈淋巴有能量辐射点，中部癌症首先在同侧腋下淋巴有能量辐射点，下部癌症首先在同侧腹股沟淋巴有能量辐射点。不论癌症的病位如何，只要在一侧或两侧颈、腋下、腹股沟淋巴均有能量辐射点，则表示已经转移。若两侧均无能量辐射点，则表示病情稳定。

3.经治疗后，若颈、腋下、腹股沟等处淋巴均无能量辐射点，则表明病情稳定且趋于好转，病人的自觉症状也很轻。

以上结论多年来曾反复验证。

五、关于肿瘤血道转移的理解

现代医学认为肿瘤的血道转移后果最为严重，在癌症死亡患者中占80%～90%。其血道转移与下列因素有关：

1.具有浸润性的癌细胞常是侵入较大的小静脉，并可在该处形成肿瘤细胞血栓和继续增殖。当癌细胞或癌细胞脱落所形成的栓子进入血循环后，才可能在局部组织中停留下来。通过研究发现，癌细胞栓子首先在小动脉引起微循环紊乱（血流暂停、减慢、逆流、淤积和血清溢出等），然后由癌细胞的毒性产物或微循环障碍造成毛细血管小静脉内膜受损，导致癌细在该处附着，为癌细胞转移提供了条件。此时很容易用热毒内蕴，营血分热毒壅盛来解释：血分热重，则"耗血动血"。所谓"耗血"，即包括热重伤阴和伤血中的营养物质。由于热伤血中之阴液，血液浓度增大，此可引起血液流速减慢而形成淤积（即所谓血液流变学改变）；热伤阴之后的进一步发展则耗伤血中的物质，即所谓肝肾之阴，病情将十分危重。所谓"动血"，即指热灼伤血络（即小血管），且热迫血妄行，离经之血妄行，则表现为各种出血见症及发斑、瘀血等。不少实验证明，血凝块的形成有利于血行转移瘤的形成。由于血热引起的瘀血（微循环障碍），热邪灼伤血络为癌细胞附着繁殖提供了条件，并由此引起血道转移。

2.关于转移癌的生长条件与土壤：肿瘤细胞进入组织后，可因得不到充分的营养而死亡。因此，转移癌的形成必须有足够的血液供应，而血热所引起的瘀血则是为癌细胞生长提供了条件。临证发现，内热很重的病人由于过食高能量、辛辣的食物而使病情加重。遇有肝癌病人经治疗本来病情已稳定，因吃涮羊肉而致肿瘤增大导致腹水。可见高能量与辛辣的食物多会致热而使血热增重是癌细胞繁殖转移的重要条件。经常也见到癌症病人因身体状态不好而用白蛋白导致肿瘤迅速增大并很快转移。

六、附案

案一　王某，男，34岁，北京市郊区人

1994年1月因右手握笔无力，过8天后右上肢不能抬起，且右侧眼球突出、胀痛，视力模糊，而于1月20日入住北京某医院，经 CT 检查诊断为脑垂体瘤，约为 5cm×4.2cm，不宜手术，后去山东某医院求治，经进一步检查，认为不适合 γ 刀治疗，只好求助于中医。1994 年 3 月 11 日来诊，诊时见舌红绛起刺，脉弦细而数；头晕痛，烦躁梦多，大便干结。辨证为血热蕴毒，用凉血解毒透热方法，以凉血祛毒汤加白芷、川芎、生大黄，每日 1 剂，服 6 剂后停 1～2 日继服。药后大便泻下黑秽恶臭之物，精神好转，睡眠转佳，头晕痛减轻，一月后眼睛视力恢复，能逐渐看清楚很小的物体，3 个月后手可以握笔写字，后逐渐恢复正常。

案二　袁某，男，56 岁，河北石家庄人

1996 年 4 月体检时发现肝占位变 5.9cm×7.5cm，北京某医院行手术治疗，切除右叶，术后两个半月，原部位复发，肿块为 3.5cm×4cm。化疗后反应太大，出现高热、便秘、胃纳不佳，且肿块增大明显，伴有少量腹水，1996 年 6 月 25 日改为中医治疗。诊时见舌红绛，两侧紫暗有瘀斑，根部苔厚腻，脉弦滑而数，口干苦、腹胀、烦躁，夜寐不宁，大便溏滞。此为湿热积滞互阻，热郁营血，用畅中导滞方法，以导滞散加柴胡、黄芩、半夏、木香、厚朴、茵陈蒿、檀香、降香、鸡内金、龙胆草。服六剂后，大便通畅，舌苔渐化，后改用凉血祛毒汤合抗癌止痛散加减，半月后食欲好转，三月后腹水消失，半年后肿块缩小至 2cm×1.5cm，体质增加 9kg，肝功能正常，饮食、二便均正常，改为丸药继服。

案三　邢某，男，72 岁，河北南宫县人

1995 年 3 月在河北石家庄某医院 CT、支气管镜检查，确诊为右肺 6cm×5.2cm 大小的鳞细胞癌，1995 年 4 月来北京某医院要求手术治疗，因发现淋巴转移并有胸水，且年高体弱，改为化疗，化疗后高烧，不能吃东西，大便干结，于1995年6月改为中医治疗。诊时见舌红绛起刺，脉弦细而数，胸闷气短，心悸背痛，口干腹胀，大便干结，心烦失眠。证属热郁营血，用凉血透热方法，以凉血祛毒汤合通幽散加减，半月后症状减轻，大便通畅，食欲增加。三月后，病情稳定，能下床活动，体重增加，胸闷、气短均减轻，后改为丸药继服。

案四　赵某，男，69岁，北京平谷人

1997年11月开始觉吞咽不适，后喝水亦不能下咽，去医院检查，X射线发现于食道28～34cm处可见约3cm×4cm肿块，后诊断为高分化鳞癌，于1998年3月7日来诊。诊时见舌红绛苔腻，脉象弦细滑数，现喝水困难，已一周未大便，证属血热内盛，用凉血软坚法治疗。即凉血祛毒汤加苏梗、旋覆花、生赭石、沉香粉，嘱服十剂。

3月10日上午来电话称：服药后大便已通，且吞咽困难已轻，可以吃流食、面片等。

4月7日其子来告：吃东西下咽较顺，大便仍干，仍以前方加通幽散继服。

二月后可以吃稀饭、面条，二便正常，体重增加。后间断服药，饮食、二便均正常。

案五　王某，女，53岁，北京市人

1983年5月因乳腺癌（左）手术后，发现淋巴转移，虽经化疗，淋巴转移未能控制，于1985年9月8日改为中医治疗。诊时见舌红绛苔腻，脉象弦细滑数。烦躁、夜寐不安，容易生气，只要路见不平即生气，出现胸闷胁胀痛，夜里不能入睡，大便日二三次，便后觉有下坠感，且腹胀、时有恶心。证属湿滞大肠，热郁营血。先以导滞化湿畅中法，再以凉血解毒透热法治疗。导滞散加败酱草、马齿苋。

　　苔化、大便正常后，改服凉血祛毒汤加瓜蒌、半夏、浙贝、蚤休、紫草、黄芩、柴胡、皂角刺。一年后复查，病情稳定。后间断服药，至今已十多年，一切正常。

　　肿瘤治疗立足于活血凉血解毒，化湿导滞通腑泄热加辨证用药，虽非直接杀灭癌细胞，但能破坏其生存环境而致其灭亡，不愧为是一个治疗的新途径和新思考。这与自然界中，以其"天敌"消灭某些"害虫"一样，有时可能是一个"省劲"的办法。

附录二　赵绍琴教授治疗温病的 几个关键问题

不少同志看了《赵绍琴临床四百法》后，希望我能谈谈赵老师临床立法用药的规律，现就几年来随赵老师临床学习的体会，谈一谈赵老师治疗温病的经验，供同道们参考。

一、病邪在卫切忌寒凉滋腻

温病初起，邪在肺卫，病轻邪浅，只宜辛凉清解，宣郁清热，开达肺卫郁闭，郁开热清，肺恢复其宣降功能，津液得以布散，自然微汗出而愈，此即"在卫汗之"之意。老师反复强调，在教学中一定要跟学生讲清在卫的"辛凉清解"，绝不是发汗解表；要讲清温病忌汗的道理，以区别于伤寒。并举吴鞠通《温病条辨》中所列辛凉轻剂、辛凉平剂、辛凉重剂，既无辛凉解表之文，亦无解表之意。

老师说：温病卫分证属肺经郁热证。"火郁当发"，故与治火热证不同。治疗应注意宣郁达邪，不可寒凉滋腻。寒凉使气机闭塞，郁不开则热不能清，常可使邪气内逼深入。老师用药仅取辛凉轻清透泄之味，配入少量辛温之品而成辛凉清解之剂。药如银花、连翘、桑叶、菊花、淡豆豉、桔梗、杏仁、前胡、枇杷叶、芦根、蝉蜕等轻清举上，即叶氏所谓"上者上之也"。老师强调说：即使用辛凉清解，药量也不可过重。他曾治一老妪，年近八旬，时值春令，感冒初起，发热恶寒，咳嗽痰鸣，其女儿为某医院中医大夫，开始即用抗生素，热势不退，继以银花、连翘、大青叶、板蓝根各一两，重剂辛凉清解之方。病人服后，不仅热势不减，竟大便稀水，神志不清，周身浮肿。前来邀老师往诊。老师诊之曰：舌白苔腻质红，脉弦数而沉涩。此因过服寒凉，热遏于内，肺气不宣，肃降失职，咳喘因作，寒凉戕伤脾阳，三焦不畅，泄泻如水。当温散寒凝，宣畅气机，令内闭之邪仍从肺卫而解，用宣阳化湿疏解之法。方为荆芥炭、苏叶、茯苓、葛根、黄连各 10g，灶心土 30g，防风 6g。一剂神清泄止，二剂遍体小汗出，肿消而愈。

老师说：此温病初起，虽银花、连翘用量过大，也会遏制气机。气机闭塞，三焦受阻，邪热下趋于肠，则大便稀水。热邪无外达之机，郁热内扰，神志不清。三焦不畅，周身浮肿因作。治疗首先应宣阳气，开寒凝以畅气机，药如荆芥炭、防风、苏叶之类；升阳气且清肠热，药如葛根、黄连；培中宫以利湿邪，药如灶心土、茯苓之类。寒凝开，阳气宣，气机畅，自然可微汗出而愈。

据我们临床观察，温病初起，邪在肺卫，若过早用苦寒如黄连、黄芩之类，多致肠热下利。苦寒之味，直趋下行，引热入肠，因来势急迫，邪热尚未与肠中糟粕相结成实，而就迫津液与糟粕同下，其泄下急迫，且肛门有灼热感。遇此老师多按肠热下利，用葛根黄芩黄连汤加减治之。

若误用甘寒滋腻，如生地黄、麦冬、玄参之类，多致热势不退，或高热成低热久留不退之证。余曾治一女孩，11 岁，时值春月，因天气突变，衣服未及增减，感邪致病。初起发热恶寒，咳嗽咽痛，胸闷苔腻，前医按温热夹湿。药用银花、连翘、荆芥、藿香、杏仁、大青叶、板蓝根、玄参、麦冬。服后低热不退，一周后邀余诊视时，见苔腻浮罩略黄，脉弦滑略数。此风温兼湿，误投寒凉滋腻，湿邪不化，郁热益炽，且有内传入气之势，当宣气机、化湿浊，希热邪仍从卫分而解，原方去大青叶、板蓝根、麦冬、玄参，加淡豆豉、炒山栀、苏叶梗、茅根、芦根。服两剂后，身热即退尽。

临床每遇小儿发热咳嗽属邪在肺卫之证，按老师之法常一两剂药即愈。细思老师治卫分证强调不可寒凉滋腻之语，完全是从肺卫的生理功能、证候特点和临床实践中总结出来的经验之谈，与叶氏"上者上之也"，吴鞠通"肺为清虚之脏，微苦则降，辛凉则平"的论述是一致的。肺在上，用药必须轻清，方能使药达病所，且取辛凉微苦之味，使肺复其宣降之能，则郁开热清而愈。卫分证病轻邪浅，苦寒滋腻，均使气机涩滞，邪不得外透。若兼湿浊，湿遇寒凉凝涩不行，日久将成湿热裹结之势。

二、祛湿定要宣畅三焦

老师尝谓：治疗湿热病要懂得分解湿热之理。据临床观察，不仅温病，就是杂病中夹湿者也较多，究其原因有三：①空气潮湿，温邪中兼有湿浊，此即外湿。②由于人们饮食中多食肥甘厚味，油腻食物，易于生湿。③素体脾胃虚弱，脾不运湿，致湿浊内停。后两种情况，即使感受温热之邪，亦多成温热兼湿之证，若湿热不解，日久湿阻热郁，即成湿温病。

湿为阴邪，其性黏腻而重浊，最易阻滞气机。三焦为水道，湿邪必沿三焦水道而下行，所以湿邪停滞必阻滞于三焦之中。三焦受阻，气机不畅，湿浊外达之路不通，则湿必不去。宣畅三焦气机，是祛除湿邪的根本方法。

老师在治疗湿热病时，抓住恢复三焦气化功能以畅三焦，使湿去热孤而达到分解湿热邪气的目的。

上焦湿热，以肺气受阻，宣发肃降失常为特征，老师用药从三方面着手：①辛微温芳香，化湿浊以利肺之宣降，肺得宣降则湿浊可布散而消，药如苏叶、藿香叶、佩兰叶、大豆黄卷、淡豆豉、白芷、香薷等味。②宣降肺气，以布化湿邪，药如杏仁、前胡、桔梗、枇杷叶等味，以助肺之宣降。③用渗下之味，疏通下源，以利肺之宣降。肺为水之上源，膀胱乃水之下源，下源通利，肺气易于肃降，药用滑石、通草、芦根、冬瓜皮、茯苓皮等。

湿郁中焦，以脾胃升降受阻为主要特征。治疗重在开湿郁、降胃气、升脾阳，以运化湿浊。老师用药亦从三方面着手：①芳香化湿，以利脾升胃降，药如藿香、佩兰、苏梗，湿化则中焦气机可宣畅。②辛苦温开郁燥湿行气，药如半夏、陈皮、白蔻仁、草豆蔻、厚朴、大腹皮，并以升降散、木香、檀香、降香之类以宣畅中焦气机。③加消食导滞之味，药如保和丸、鸡内金、焦三仙之类。因湿阻，中焦受困，运化失常，必有食滞内停，食滞内停复阻气机，则湿更不得运。因此，祛湿可化滞，消导有利祛湿。

中焦是气机升降的枢纽，其气机运动是脾升胃降，二者互相影响。老师用药着重降胃，胃降浊气下行，有助于脾气之上升。据我临床观察，降胃较升脾见效更快。

湿热蕴郁下焦，以淡渗、导浊为主。湿阻膀胱，老师用淡渗利湿之剂加开宣肺气之味，亦开上源、利膀胱并用之法，药如茯苓皮、泽泻、通草、滑石、芦根、冬瓜皮之类，并加杏仁、前胡、枇杷叶等。

湿滞大肠，以宣清导浊为主，兼以化滞。药如晚蚕砂、皂荚子、莱菔子、茯苓、猪苓、炒枳壳、槟榔、焦三仙之类。

因湿阻三焦，常呈弥漫之势，用药宜三焦兼顾。如老师治疗一低热病人，因湿阻热郁，用宣畅三焦气机方法，使湿去热清而愈。

病案举例

朱某，男，22岁，某大学历史系研究生，1984年11月19日初诊

自述：发热治疗不愈，转为低热（37.8℃左右），病已三月余。前用西药不效，改请某中医治疗。其谓低热，投青蒿鳖甲汤，并遍服甘寒育阴、甘温益气之剂，但低热始终未退。

诊时见身着两件毛衣、羽绒服，状甚畏寒。舌白苔腻根厚，两脉濡滑，沉取弦细，身重恶寒，头面汗出，因过服滋腻之品，阻滞气机，湿无出路，热不得清，渐呈湿热蕴郁之势。当以芳香化湿方法宣畅三焦，湿去则热自清矣，饮食寒暖皆当小心。

方药：佩兰（后下）、藿香梗（后下）、淡豆豉、杏仁、焦三仙、冬瓜皮各10g，郁金、炒山栀、前胡、竹茹各6g，服六剂，并注意忌寒凉、油腻食物。

二诊（11月26日）：低热渐减，舌红起刺，苔薄白而腻，两脉弦细滑数，心烦急躁梦多，皆热郁之象，仍用宣郁清热化湿方法。

方药：僵蚕、苏子、莱菔子、黄芩、焦三仙、槟榔各10g，蝉蜕、片姜黄、白芥子、黄连各6g，六剂，药煎后凉服。

此案用化湿法宣畅三焦，使湿去热孤，孤立之热清之尤易。

三、清营透热必宣畅气机

热邪入营，病情深重。营分证具有三个特点：营热炽盛，营阴重伤，气机阻滞，入营之热不得外达。老师在治疗中能抓住营分三个特点，用药亦从上三个方面着手：①清营分之热以凉血，药用咸寒苦寒之味，如犀角（水牛角代）（或水牛角、广角）、羚羊角、黄连、连翘壳、莲子心、玄参之类。②滋养营阴以清营热，药以甘寒为主，如生地黄、麦冬、玄参、石斛、花粉、西洋参之类。③宣展气机以开营热外达之路而透热转气。老师根据多年临床经验，指出透热转气是营分证治疗中宣畅气机的方法。他说："在营分证中，造成气机不畅的原因很多，如服药不当、饮食积滞、痰热内停、燥屎内结、瘀血内阻等。在治疗时，当于方中加入消导、化痰、通下、行瘀等药物，使气机畅达，导营热外透，均属透热转气之法。"临证中，若忽视了透热转气，治疗较难。所以要认真分析热邪入营的原因，根据病程的长短、气机阻滞的部位、阴伤的程度，以决定选药的准确性。如老师治疗北京名画家王雪涛之重证昏迷案，病人年逾古稀，阴液重伤，老师以大量甘寒濡润之品，养阴增液，即王孟英谓："阴气枯竭，甘寒濡润，不厌其多。"并以前胡、杏仁开宣肺气，以畅气机。肺得宣降，气机通畅，营热可外透而解，服后病人神志转清。由于饮食不慎，食复而重陷昏迷，老师分析其阴伤又有热陷心包，在甘寒育阴之外，又加安宫牛黄丸以清心开窍，并加和胃化滞之品，宣畅气机，开营热外达之路。服后舌绛有津，薄苔渐布，神志转清，乃营热外透之象。

据临床观察，老师在治疗营分证时，总是注意宣畅气机，尤其注意开宣肺气，常以前胡、杏仁、荆芥炭、防风等宣气机以导热邪外透。并由此可理解老师常喜用栀子豉汤、升降散之类的含意。

营分证只有在内窍郁闭而出现神昏谵语时，老师才选用三宝以清心开窍，且用量不宜过重，防其凝涩阻滞气机。

四、始终注意饮食宜忌

老师治病始终强调注意饮食宜忌，并要求病人注意适当运动，以助体内气机之宣畅和药力之行散，治疗温病尤其如此。

其饮食宜忌，归纳为下列几点：

1.温病初起，邪在肺卫，饮食宜限量，且以清淡为好，忌食高能量的食品和不易消化的食物，如鱼、肉、蛋、奶及黏腻、油炸的食物，小儿尤其要注意。因为小儿或素来脾胃虚弱之人，消化不佳，食滞中阻，气机不畅，热邪最易内陷，或入营而成昏厥之变，或结于胃肠而成腑实之证。而高能量的食品多能助热，给治疗造成困难。

2.邪在气营，或素来阴虚之人，除禁食上述食物外，辛辣油腻、味厚皆忌。老师尝谓：葱、韭菜、蒜苗、茴香、香椿、生姜、辣椒、咖喱等均不宜食，因为辛辣之品，伤阴助热，使病情加重，或内窜营血，迫血外涌成动血之证。

3.湿热病的治疗中，老师强调以化湿为急务，凡有碍于化湿者皆当禁忌。

禁食寒凉食物：因湿为阴邪，非温不化。寒凉入胃，戕伤中阳，湿不易化，甚则呈寒凝冰伏之势。老师遇此告诫病人，一切寒凉（包括水果之类）皆忌。

禁食甜腻食物：甜味食品多入脾，湿热病中，脾运失健，湿邪困阻脾阳，多食甜物，内困于脾，脾气不运，湿日增重，治之更难，此即"湿自内生"。

禁食油腻厚味：湿热病治疗，要注意宣畅三焦气机，油腻厚味，不易消化，多停滞于中焦，阻滞气机，湿不得化，郁热日重，湿阻热郁，治之更难。

禁食一切硬的、有渣的食物：湿温病（如肠伤寒），硬的、有渣的食物会导致肠穿孔。老师说，湿温病人饮食以米粥为好，且应限量，以正常量的四分之一到五分之一为好。

4.瘥后要少食静养，以防食复。正如庞安常所说："凡病瘥后，先进清米粥，次进糜粥，亦须少与之，切勿过食也，至于酒肉，尤当禁忌，若有不慎，便复发热，名曰食复。"

老师由于治疗立足透邪，注意饮食宜忌和运动，用药轻灵，辄取良效。

参考文献

1.叶天士.外感温热篇.北京：人民卫生出版社，1966.

2.吴鞠通.温病条辨.北京：人民卫生出版社，1964.

3.王孟英.温热经纬.北京：人民卫生出版社，1966.

附录三 赵绍琴教授治疗湿温病的经验

赵绍琴教授出生于三代御医家庭，其父赵文魁，字友琴，系清光绪年间御医，后为太医院院使（院长），"总管太医院，兼管御药房、御药库事务"。赵教授自幼秉受于家学，后跟清太医院御医瞿文楼、韩一斋学医，又拜北京四大名医之一汪逢春先生为师。汪老先生擅长治疗湿温病。

赵教授汲取了上述诸家之长，不仅擅长治疗急性热病及内科杂病，尤擅长湿温病的治疗。现将赵老师关于湿温病的学术观点及临床经验简介如下：

一、对湿温病的认识

赵老师认为，湿温病的患者多兼有内伤，且初起常为温热夹湿。

湿温病是感受湿热邪气致病，但并非感受湿热邪气发病即是湿温病，开始多为温热夹湿。由于湿热蕴郁日久，湿遏热伏，湿热裹结，始成湿温病。对此，汪逢春老先生《泊庐医案》中尝曰："湿热不解，蕴郁日久，湿温已成。"即是认为湿与热合，始可谓湿温。

叶天士认为温邪初犯，出现卫分证，其治疗"初用辛凉轻剂。夹风则加入薄荷、牛蒡之属，夹湿加芦根、滑石之流。或透风于热外，或渗湿于热下，不与热相搏，势必孤矣"。明确指出温病初起，因风与湿均未与热相搏结，治疗比较容易，亦不当湿温病看待。温热夹湿若不按上法治疗，日久则"湿与温合，蒸郁而蒙蔽于上，清窍为之壅塞"，可出现"浊邪害清"之见症。所以叶氏说"此在一经不移"，即成为湿温病。

赵老师认为，湿热之所以蕴郁日久而成湿温病，多因内有脾湿，或情志不遂、气机不畅所致。太阴内伤，为脾虚失运，湿饮内停，又外感湿热之邪，即内外相引，易使湿热相合而成中焦湿温。

情志不遂，肝郁气滞，气机不畅，复感湿热，湿热不易外解，郁热蒸腾，湿热相合，酿成湿温病。

从发病季节上看，湿温病以夏秋之交，湿土主令的长夏季节最为多见，但一年四季均可发生。赵老师说，在卫生条件较差的地方，即使是冬天，即使是干旱地区同样也会发生湿温病。1981年冬，他去新疆乌鲁木齐讲学，所看病中就有不少属于湿温病的范畴。

二、关于湿温病的临床特点

赵老师认为，湿温病的临床特点主要也是发热。但其发热既不同于伤寒之恶寒发热，也不同于温热病之发热微恶风寒，而是身热不扬且兼头晕沉重、一身酸楚、四肢困倦、胸脘痞满、不思饮食。其面色淡黄，面上似油似汗，擦之不去。开始即觉听力减退，病历两三周，甚者似聋，此属浊邪害清。其精神疲惫乏力，此因内有湿热，但不同于少阴虚寒证之"但欲寐"，而是胸脘痞满、心中烦闷。湿温病大便溏软而不爽，若热较重，则色深气味恶臭。因湿阻气机，中焦不畅，多兼食滞内停。湿热留滞于三焦，水道不利所以小便不畅；若热郁较重，小便不畅而尿时微痛。若湿热蕴蒸于肌表，则胸部可外发白痦。白痦以晶亮光滑为好，多在湿温病七八日发生，枯痦无浆，多表示体阴已伤。

湿热化燥，深入营血，也可发斑疹，其治疗与温热病同例，但应考虑其为湿热化燥。不可过用滋腻，防湿邪残存，旋即复生。

若见神昏，应注意其深浅层次，用药最当细心。若湿热尚未化燥，为湿热蒙蔽心包，证属气分。因湿热酿痰，蒙蔽心包；或热蒸湿动，湿热弥漫，使"胸中本为清阳之地，遂成云雾之乡"，都可影响心主神明而见神昏。治之不可动辄即投三宝，以寒凉遏制气机，甚则呈冰伏之势，使湿遏热郁，郁遏不开，将可内迫入营血，治之最难。

湿热常能阻滞筋脉、经络而成湿热痹证，其周身关节疼痛而兼肝热时，常兼有动风之变。

其舌苔，一般白腻而滑，若热重，则渐黄，舌质亦渐转红。

脉以濡软为主。但在湿温病的不同阶段，其脉象也不尽相同，如湿温初起脉多濡缓或沉缓。湿与热孰多孰少的区别，都可直接影响脉症的变化。

三、关于湿温病的治疗

湿温病的治疗，重点是治湿。因湿温病不同于温热夹湿，它是湿中蕴热，湿热裹结，难解难分。且热以湿为依附，湿不去则热不能清，湿去热不独存，所以有效地祛除湿邪则是治疗湿温病的关键。

分解湿热邪气，重在宣畅三焦气机。因三焦是人体阳气、水液运行的通道，三焦气机宣畅，气化功能恢复，自可化气行水，使湿热邪气宣发敷布，或从汗解，或从二便而外泄。正如柳宝诒所说："治湿热两感之病，必先通利气机，俾气水两畅，则湿从水化，庶几湿热无所凝结。"湿有下流的自然属性，可沿三焦水道自上流下，所以宣畅三焦对湿温病的治疗有极为重要的意义。

湿邪属阴，非阳不化。若过用寒凉，最易凝结，轻则凉遏寒凝，重则呈冰伏之势。赵老师在湿温病的治疗中，强调慎用寒凉，并谓：寒则涩而不流，温乃消而祛之。处方皆是轻灵之药，以宣气化湿，通畅三焦为主，使郁者得宣，闭者得开，滞者得化，三焦气机通畅，气化水行，湿去热清。芳香、苦温、苦寒之品皆按湿热多少轻重搭配，加减化裁，灵活运用。

具体运用上，既有病偏上焦、中焦、下焦之别，又有湿与热多少轻重之分。

上焦湿温最少、中焦最多，且湿热常呈弥漫三焦之势，所以不论病在何部，治之都应兼顾三焦。

若湿温初起，湿热邪袭上焦，弥漫上下。症见恶寒少汗，头晕身热，周身酸楚乏力，胸闷气塞，舌苔白腻而滑，脉濡缓或濡滑者。治宜芳香宣化，药如藿香、佩兰、大豆卷、菖蒲等，并常配前胡、杏仁、桔梗、枇杷叶等开肺气。湿热阻滞上焦，常致上壅下闭，肺气不得宣肃，常加芦根、通草、生苡仁、冬瓜皮等以渗下，使小便通则肺气可宣肃而降，肺气宣畅，其气化功能恢复，湿邪自化。所以邵仙根说："湿滞上焦，宣通气分则愈，以湿邪从外来，上焦气分先受也。"

若内蕴暑湿，复感寒邪，表气为寒凉所遏。其恶寒较重，舌白腻质淡液多，脉多浮滑略紧。治疗时可加香薷以辛温解毒散寒，但以寒解表疏即可，不可过用。

若湿热蕴郁，上迫于肺，见咳嗽痰多、身热不扬、胸中痞闷异常时，治宜宣肃肺气以化湿邪。药如前胡、象贝母、杏仁、枇杷叶、炒牛蒡子、淡豆豉、山栀等为主。若兼有食滞者，可加保和丸。

中焦湿温病的治疗，治以辛温开郁，苦温燥湿，苦寒清热少佐淡渗分消。药如藿香、佩兰、白芷、蒺藜、半夏、杏仁、黄芩、赤苓、苡仁、滑石、厚朴、大腹皮等。其中苦温、辛温与苦寒之用量大小，当根据病之湿与热的轻重而定。若湿邪困阻过甚，可使中焦凝滞。症见胸脘堵闷异常，叹息，大便溏，一身酸楚，舌质略红，苔滑而腻，脉缓而濡。治宜苦微温法，化湿郁，宣畅中阳以通三焦。气机一畅，热邪即可随湿而去。药如半夏、陈皮、杏仁、白蔻仁、苍术、木香、草豆蔻等。若素体中阳不足，寒凝涩滞甚者，可用桂枝尖、苏叶梗、草豆蔻、生姜等辛温以祛寒开凝通闭。

若因误服寒凉重剂，戕伤阳气，致湿盛阳微，湿热呈冰伏之势，气机为寒凉所遏。可见四肢厥逆，面色苍白，少腹绞痛，舌淡液多，大便溏，小便清长，脉沉迟或沉伏。应急投辛温燥热之味，以解寒凝。药如桂枝、肉桂、生姜、干姜、川椒、草豆蔻等，但不可过用，一旦寒凝冰释即改用清热利湿法。

下焦湿热，主要是水液代谢障碍及糟粕传导的失常。湿热阻滞膀胱，可致小便不利，治宜淡渗之品清利膀胱以通调水道，药如通草、茯苓皮、猪苓、木通、车前子、冬瓜皮、滑石、山栀等。若湿热弥漫而上壅下闭者，可加苏叶、前胡、杏仁、桔梗、枇杷叶等开宣肺气，启上闸，以导水湿下行。

若湿热阻滞大肠，常兼食滞。湿热积滞相结，阻滞腑气，大便可数日不下，但溏滞不爽，且舌苔黄厚而腻、根部尤甚，脉濡滑而数。可用导滞通下法，如枳实导滞汤、沉香化滞丸、保和丸、宣清导浊汤等加减，切不可用苦寒攻下之法。

老师强调，湿温病的饮食禁忌与治疗一样重要。生冷、油腻、辛辣及不易消化的食物，有渣的食物皆当禁忌，以米粥为宜。汪逢春先生尝说"饿不死的伤寒"即指湿温病，确是至理。

参考文献

1. 王孟英.温热经纬.北京：人民卫生出版社，1966.

2. 柳宝诒.温热逢源.北京：人民卫生出版社，1959.

3. 吴坤安.伤寒指掌.北京：上海科学技术出版社，1959.